·预防调理一本通·

# 摆颈脱病

娄思权 主编



中国人口出版社
China Population Publishing House
全国百佳出版单位

**图书在版编目（CIP）数据**

摆脱颈椎病 / 娄思权主编. — 北京：中国人口出版社，2024.1

（预防调理一本通）

ISBN 978-7-5101-8782-7

Ⅰ. ①摆…　Ⅱ. ①娄…　Ⅲ. ①颈椎－脊椎病－防治 Ⅳ. ①R681.5

中国版本图书馆CIP数据核字（2022）第 245144 号

**预防调理一本通 · 摆脱颈椎病**

YUFANG TIAOLI YIBENTONG · BAITUO JINGZHUIBING

娄思权　主编

责任编辑　张宏君
装帧设计　侯　铮
责任印制　林　鑫　任伟英
出版发行　中国人口出版社
印　　刷　天津中印联印务有限公司
开　　本　710 毫米 × 1000 毫米　1/16
印　　张　12
字　　数　150 千字
版　　次　2024 年 1 月第 1 版
印　　次　2024 年 1 月第 1 次印刷
书　　号　ISBN 978-7-5101-8782-7
定　　价　28.80 元

电子信箱　rkcbs@126.com
总编室电话　（010）83519392
发行部电话　（010）83510481
传　　真　（010）83538190
地　　址　北京市西城区广安门南街 80 号中加大厦
邮政编码　100054

# 序 言

随着手机、电脑、空调的广泛使用，人们屈颈和遭受风寒湿的机会越来越多，颈椎病的患病率不断上升，并已由老年化向大众化、低龄化发展。如今，颈椎病发病人群年轻化趋势更为明显，这些患者一边饱受颈椎病的疼痛折磨，一边还要坚持工作和学习，苦不堪言。

颈椎是人体最重要的器官之一，它连接着头和人体的核心部位。与面庞一样，颈部也长期暴露在空气中，但它却受到和脸部不一样的非公正待遇——在人们悉心呵护面部时，可怜的颈椎却从来没有被重视过，它不但承受着头部带来的巨大压力，而且还要忍受着人们对它的疏远和冷淡。但人们对这一点似乎并不知情，在冷落颈椎的同时，还额外地给它“冷遇”，如为了享受夏日的凉爽，给颈部吹空调、风扇；随心所欲地歪着头读书、看报、看电视……如此这般，都让颈椎很受伤。

一台机器还需要保养和护理，而我们却时刻让颈椎负重，不论白天或黑夜，亦不论酷暑或寒冬。回想一下，我们的生活总是这样的：天亮后，颈椎同我们一起进入紧张的学习或工作状态；一天劳累结束后，在我们舒心地进入梦乡时，由于我们的不良睡姿或床上用品的不适，颈椎不得不继续工作；酷热的夏日，我们又贪凉吹风；寒冷的冬日，为了美丽又袒露脖颈……我们的颈椎太累了，累到一定程度，它就会发出一些信号，如果我们仍然不顾及它的“感受”，它就会“罢工”，以生病的形式向我们发起挑战。

人类的战争，有些是可以选择的，可以选择主动放弃，可以选择逃避，但我们与疾病的战争却是不能选择的，只能迎战，迎战的结果只能胜利，否则我们就要承受无尽的伤痛和烦恼。

# 目录 CONTENTS

目录 CONTENTS

目录 CONTENTS

# 目录 CONTENTS

第一章

*Baituo Jingzhuibing*

# 初识颈椎病

科技越来越发达，生活越来越便利，电脑、手机、汽车成了人们生活中最“贴身”的办公用品和代步工具。然而，这些在带给人们方便和舒适的同时，颈椎疾患也随之而生。人们常见的头晕、头痛、颈肩不适都可能是颈椎病惹的祸。

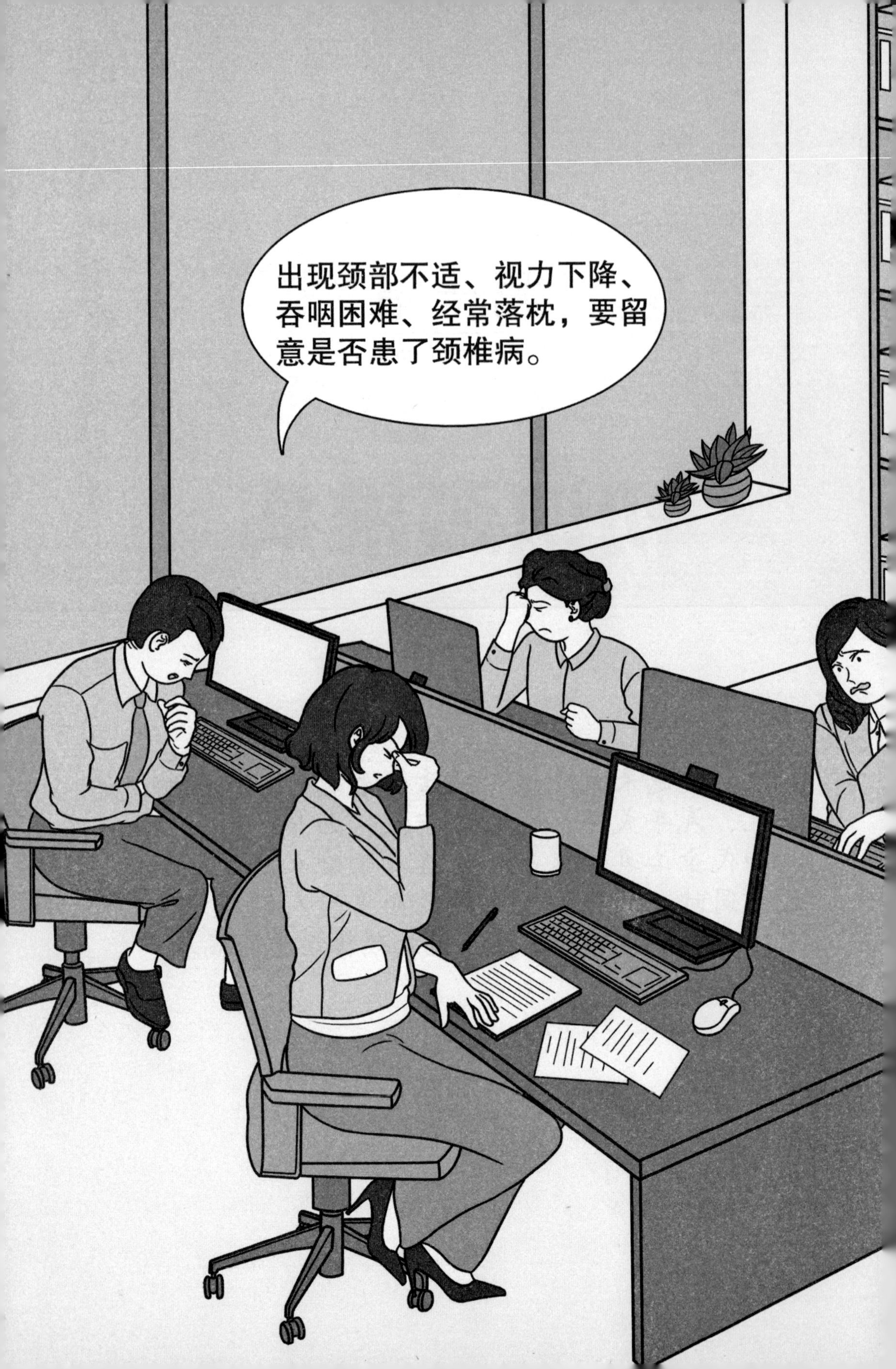
出现颈部不适、视力下降、吞咽困难、经常落枕，要留意是否患了颈椎病。

## 颈椎病是怎么回事

颈椎是指位于头骨以下，胸椎以上的脊椎部位，共有7块颈椎骨，它是脊柱椎骨中体积最小，但活性最大、活动频率最高、负重较大的节段。当人们低头，低到不能再低的时候，伸手摸脖子后最大的骨突就是第七颈椎，自此而上直到后脑以下的颈部依次是第六颈椎直至第一颈椎。在这7块颈椎中，除了第一颈椎和第二颈椎外，其他颈椎之间都夹有一个柔软的胶状物体，该物体在医学上称为椎间盘，是保证颈椎灵活性、韧性和弹性的重要物质。颈椎一共有6个椎间盘，无论哪个椎间盘出现问题都会造成颈椎疾病。

颈椎病是指因颈椎间盘退行性改变（简称“退变”），累及了周围的器官和组织，如神经根、脊髓、交感神经、椎动脉、软组织等出现的一系列相应的临床症状和体征的综合征。颈椎病以前常见于中老年人，如今许多年轻人也有颈椎病症状。

颈椎的退行性改变是颈椎病的本质。生活中常见的颈椎疾病是由于颈椎中椎间盘发生退行性改变，进而引起了颈椎一系列的病理改变，如椎间盘突出，颈椎不稳，韧带增厚、骨化，小关节增生，继发性椎管狭窄，等等，导致了颈椎病各种症状的出现。

检查的表象则有颈椎间盘突出、颈椎生理曲度改变、椎体磨损、颈部肌肉僵硬或支撑力不足等。其中椎间盘的退变、劳损或突出是最常见的颈椎疾病形式。

人体脊椎能够灵活运动主要是因为椎间盘的弹性作用。人在出生时，颈椎是向后弯曲的，这时椎间盘后厚前薄，但随着出生后爬、坐、站的学习，颈椎承受头骨力量变得渐渐向前弯曲，于是颈椎椎间盘就变成了后边薄前边厚。颈椎弯度的变化表明了椎间盘是可以随着颈椎承受力变化或者人体姿势改变而改变的。这就为因生活方式和姿势等问题引起颈椎疾病埋下了隐患。不过，椎间盘中没有血管，它是透过渗透性作用来吸取营养，随着年纪的增加，椎间盘吸收营养的能力越来越差，而“流失”的能量和营养物质却越来越多，因此很容易导致椎间盘变形。

颈部的力量是由颈椎和颈部肌肉共同承担的，颈部肌肉的松弛和力量可以保护颈椎，分担颈椎所承受的压力。如果长时间保持一个姿势，诱使颈部肌肉不协调，无法平衡而均匀地分担颈椎压力，也容易造成颈椎局部压力过大或磨损，引起颈椎病。

**健康小贴士**

如果怀疑自己患有颈椎病，最好到医院拍X线片，判断是否真的有病变。如果没有，只是疲劳而不是颈椎病，就需要提早从日常的生活习惯入手，保护好颈椎。光有X线退行性改变而没有临床症状，不一定是颈椎病。如果影像学检查正常，而有类似颈椎病的症状，则应考虑是否有其他疾病（如神经内科的一些疾病），要加以鉴别。

## 小自测：你的颈椎是否健康

颈椎疾病是现代常见病，据调查有15%的年轻人有轻微或明显的颈椎疾病症状，从事脑力劳动人群的比例更高，高达45%以上。你是那15%或者45%吗？自己检测一下吧。

□ 颈椎有明显的外伤史。

□ 从事高度紧张的工作。

□ 经常熬夜。

□ 生活不规律。

□ 每天使用电脑超过4小时。

□ 每天保持坐姿或站姿达到6小时以上。

□ 工作中很少主动活动颈部，经常保持同一个姿势。

□ 每天低头的时间超过3小时。

□ 经常体力透支。

□ 工作性质要求长时间固定于一种姿势。

□ 习惯枕高枕头睡觉。

□ 偶尔感到颈项有僵硬感，或感到不舒服。

在以上各题中，回答“是”得0分，回答“否”得1分。6分以下者可能患有颈椎疾病；6～8分表明你的颈椎处于危险之中，需要注重保健；8～10分表明身体没有给颈椎过多负担，颈椎基本健康；10～12分为健康；12分以上者非常健康。

除以上方法之外，还可按照以下两种方法来初步判断自己的颈椎是否有问题：

（1）检查颈椎活动度：把头缓慢向各个方位旋转，看颈部是否出现疼痛。

（2）检查颈椎出毛病的部位：微微低头，从第七颈椎（脖子后方正中最突出的位置）开始往上，手轻轻地按压颈椎及左右两侧，看是否有疼痛感。

当然，这些仅仅是对可能患有颈椎病的初筛，并不是诊断颈椎病的全部依据。

**健康小贴士**

颈椎病若久拖不治会导致神经受压迫，其中5%～10%的患者会演变为不完全性瘫痪。因此，如果感到自己的颈椎不适，千万不可轻视，最好尽早去医院检查，做到早发现、早治疗，以免病情加重。

## 这些早期信号要重视

颈椎出问题，不单单是颈部不适，还会引发身体其他部位的诸多不适。一般人对颈椎病的前期表现并不清楚，例如，有的老年人开始感觉咽部发痒，有异物感，后又觉吞咽困难，间断发作，时轻时重。不少患者会怀疑是食管癌，但胃镜检查后一切正常。经过X线、CT扫描显示，才发现是颈椎病。正是由于人们对颈椎病前期表现知识的匮乏，因此常常忽视该病的发生。然而，颈椎病的前兆是各种类型颈椎病的最初阶段，也是治疗的最有利时机。

颈椎病最早表现以颈部症状为主，又称局部型颈椎病或颈型颈椎病。具体表现为：颈部疼痛、酸胀不适，常在清晨醒后或起床时出现颈部不适，通俗一点讲，即人们常说的不知道该把脖子放在哪个位置好。部分患者出现颈部活动受限或强迫体位，个别患者的上肢出现短暂的感觉异常。不敢主动活动，被动活动时疼痛加剧，休息可以缓解疼痛。由于症状较轻，人们往往重视不够，反复发作后导致病情加重。

颈椎病前期症状具体有以下几种。

**早期症状一：**局部疼痛，颈部有不适感及活动受限等。通常情况下，头颈、肩背部轻微疼痛，有时剧烈疼痛，更严重者不敢触碰颈肩部，触压则痛。大约有半数患者头、颈部不敢转动或不敢歪向一侧，转头时会与躯干一同转动。此类症状常发生在清晨起床的时候，过度疲劳或姿势不正确及寒冷刺激后症状会突然加剧。

**早期症状二：**颈部易疲劳，不能持久看书、看电视等。有时会感到头痛，后枕部疼痛，或晨起后脖子发紧、发僵，活动不灵活或活动时颈部出现响声，也可出现反射性上肢和手部疼痛与麻木。

**早期症状三：**视力障碍。表现为视力下降、眼胀痛、怕光、流泪、瞳孔不等大，甚至视野缩小、视力锐减、眩晕甚至猝倒。这与颈椎病造成自主神经功能紊乱及椎—基底动脉供血不足而引发的大脑枕叶视觉中枢缺血性病损有关。

**早期症状四：**吞咽障碍。少数患者吞咽时有梗阻感，咽部异物感，还有的会出现恶心、呕吐、声音嘶哑、干咳、胸闷症状。这是由于颈椎前缘骨质直接压迫食管后壁而引起食管狭窄，或因颈椎病引起自主神经功能紊乱导致食管痉挛或过度松弛而出现的症状。也可因骨刺形成使食管周围软组织发生刺激反应引起。

**早期症状五：**落枕。落枕常常是颈椎病的诱因，是颈部软组织劳损的原因之一。有的人一觉醒来，觉得颈部疼痛且活动受限。轻者起床做适当的颈部运动后，症状逐渐消失，重者颈痛越来越重，出现头晕、头痛、颈肩背痛、手臂麻痛等不适症状。经常落枕说明颈椎周围的肌肉和韧带已松弛，失去了维护颈椎关节稳定性的功能，医学上称为“颈椎失稳”，椎关节有发生“错位”的可能。椎关节失稳、错位之后，可累及椎间盘，骨质增生加速，最终发展成颈椎病。

人的一生，有1/4～1/3的时间是在床上度过的。如果枕头使用不当（如高枕头或枕头过硬等），随着年龄增长，颈椎间的韧带、关节囊和筋膜松弛，等到颈部慢性劳损达到一定程度时，就会比注意用枕保健的人提前出现落枕现象。

上述这些症状，有些是颈部肌肉经常劳损引起的，并不是颈椎病本身所致，有些症状可能是刺激了颈部交感神经所致。

实际上有相当一部分患者并无颈部不适的症状，一开始就手麻、躯干束带感、四肢不灵活、持筷困难、行走蹒跚等，这才是颈椎病的核心症状。这一部分患者往往神经、脊髓症状重，是比较严重的一种颈椎病类型。

总而言之，一旦出现上述症状，一定要及时到医院就医，以免病情恶化。

**健康小贴士**

颈椎病的治疗不能只靠医生，要以自己平时良好的生活习惯为基础。改变不良的生活习惯与工作中防止过劳和外伤尤为重要。

# 诊断是否患了颈椎病要做哪些检查

判断自己是否得了颈椎病的检查方法大致有两类：一类是不需要借助仪器的检查方法；另一类是需要借助仪器来完成的。

## 物理检查

颈椎病的物理检查，即不需要借助仪器的检查方法。

（1）**前屈旋颈试验。**颈部前屈，然后向左右旋转活动，如颈椎处出现疼痛，表明颈椎小关节有退行性改变。

（2）**椎间孔压顶试验。**头偏向疼痛的一侧，然后将左手掌放于自己头顶部，随后右手握拳，轻叩压在头顶部的左手背。如果出现肢体放射性疼痛或麻木，表示力量向下传递到椎间孔变小，有根性损害；对根性疼痛厉害者，可将双手重叠放于头顶，向下加压，即可诱发或加剧症状。

（3）**臂丛牵拉试验。**低头，检测者一只手扶被测者头颈部，另一只手握其肢腕部，做相反方向推拉，看是否感到放射痛或麻木。

（4）**上肢后伸试验。**检测者一只手置于健侧肩部起固定作用，另一只手握于被测者腕部，并使其手臂逐渐向后外呈伸展状，以增加对颈神经根的牵拉，若手出现放射痛，表明颈神经根或臂丛有受压或损伤的情况。

**（5）神经系统检查。**四肢的肌力、腱反射、肌能力、有无病理反射、有无感觉障碍等。

物理检查只是初筛，要准确诊断颈椎病，须借助仪器检查。

## 影像学检查

初筛后的疑似患者都应拍正位以及动力性侧位、斜位片。

临床实践观察显示，40岁以上男性以及45岁以上女性中，有80%～90%的人的颈椎存在不同程度的退行性改变（如骨质增生、椎管狭窄、韧带骨化等）。但是大部分人并没有临床症状。仅靠影像学检查并不能确诊颈椎病，只有将影像学和临床表现两者密切结合，患者的临床表现与影像学检查一致时才能正确诊断。

## 颈椎特殊摄影检查

包括断层摄影、CT扫描、磁共振成像（MRI）以及其他用于颈椎的各种造影术。

**（1）断层摄影。**临床常用的有冠状位与矢状位两种，可根据病情选择使用。一般以患处为中心，前后左右每间隔0.3～1cm一张，共拍4～6张。其诊断价值在于：①观察早期变化。因为早期尚无完全骨化的骨刺以及脱出的髓核，其密度较低，在一般平片上不容易发现；②观察微小变化，因为对于小于1cm的破坏区或者骨质增生，平面上不容易发现；③容易发现后方小关节早期退变。

**（2）CT扫描。**它是计算机断层扫描术的简称，是应用X线穿过人体不同组织后不同衰减度所造成的密度差，以判定其属于正常或异常。其诊断价值在于：①能准确地判定椎体与椎管的矢状径大小；②判定颈椎退行性改变的情况及程度；③可观测到韧带钙化的范围；④可观测到脊髓在椎管内的位置、形态以及其与周围的关系；⑤可排除及判定骨质本身破坏性病变及先天性畸形。

**（3）磁共振成像。**它是利用核磁共振原理测定出各组织中运动质子的密度差来加以判定，较CT更为先进，图像十分清楚，被称作活的解剖图谱。它能获得颈椎三维结构，清楚地判定椎管的矢状径、椎体后缘增生，髓核突出以及肿瘤、局部炎症、脊髓组织本身病理生理改变等病症，为颈椎病的诊断、鉴别以及各种疗法疗效的判定提供客观依据。

其他检查方法还有肌电图、B超（颈动脉、椎动脉检查）等。

总之，CT扫描、磁共振成像都是一种辅助检查，在确定其诊断价值时，仍然要结合临床。另外，由于其检查费用昂贵，仍然应先拍X线平片（包括正侧位、过伸过屈侧位、双斜位等），然后再考虑是否选用CT和磁共振成像做检查。

**健康小贴士**

出现肩颈不适、头昏脑涨时，切忌因为心急而“乱投医”。首先，可通过物理检测办法了解自己是否已患有颈椎病。物理检测过后，疑似患有颈椎病的，可再借助仪器进行检查，确诊后，再采取相应的治疗措施。所有这一切最好在专科医师指导下进行。

# 颈椎病的六大类型

根据颈椎病的临床症状和体征可将其分为：颈型颈椎病、神经根型颈椎病、脊髓型颈椎病、交感神经型颈椎病、椎动脉型颈椎病和混合型颈椎病六大类。当然，不少专家学者对此分类仍有不同的看法。

**颈型颈椎病属最轻的一种**

此种颈椎病是局部型颈椎病，其特点是患者有头、颈、肩、臂疼痛症状，并有相应的压痛点，但在X线片上并没有椎间隙狭窄等退行性改变。颈型颈椎病属于早期病变，是颈椎病中最轻的一种，也是最常见、最容易诊断的一种。患者以青壮年为多。也有个别会在45岁以后才首次发病，此种情况大多见于椎管矢状径较宽者。

颈型颈椎病的发病原因多是头颈部长期处于某种单一姿势，颈部肌肉、韧带和关节劳损而造成的。患有颈型颈椎病的人颈部容易疲劳，不能长时间看书和写字，早晨起床时常会感到颈部发紧、发僵，活动不灵活，并在活动时有“嘎嘎”的响声。颈型颈椎病大多数可以自愈或只需采取常规治疗即可。

**神经根型颈椎病属最常见的一种**

此类颈椎病约占到颈椎病总数的60%，与颈型一样，多见于青壮年。它是因为颈椎退变、增生，刺激或压迫颈神经根而引起的。该类型颈椎病的主要症状是头、颈、肩、臂和手疼痛、麻木，大多数情况下，麻木出现在手指与前臂。患者颈部活动受限，颈部僵硬。从X线片上可以看到患者的颈椎侧弯、滑膜关节以及椎体增生、椎间隙变窄。

此类颈椎病症状明显，在发病早期即会引起患者的注意，如果前去就医的时间早，疗效也较好，约90%以上的患者可以治愈。由于疼痛症状是从颈部向远侧手腕部放射，因此又称为“下行性颈椎病”。

**脊髓型颈椎病比较少见**

脊髓型颈椎病约占颈椎病的10%，它是颈椎间盘向后突出、椎体后缘骨质增生、后纵韧带骨化、黄韧带肥厚、椎管狭窄、椎体滑移等原因直接压迫颈部脊髓而引起的。脊髓受到压迫后，会出现上肢或者下肢单（双）侧麻木、酸软无力，严重的还会出现不同程度的痉挛性不全瘫痪，如走路不稳、活动不便、步履笨拙、卧床不起，甚至呼吸困难。

这一类型患者不仅症状严重，且大多数是以“隐性”形式发病。大多在中年以后逐渐出现手足感觉障碍及肌肉乏力，开始感觉轻微，通常突然有一次跌倒，或全身出现“电击式反应”，才引起注意，检查后发现患有此病。

**交感神经型颈椎病易误诊**

交感神经型颈椎病发病率不高，但是症状复杂，容易误诊。该类型颈椎病主要是因为颈椎退行性改变及颈椎骨质增生刺激或压迫了颈部交感神经所致。因为交感神经受到刺激，引起它所支配的内脏、血管、腺体的功能障碍。其主要症状是头痛、头晕、头沉或偏头痛、胸闷、心慌、肢体凉、皮肤温度低或四肢酸胀、手足发热等，个别患者也可出现听觉、视觉异常。因为这类疾病症状复杂、容易混淆，所以有这种症状的患者要及时找医生检查，以免误诊。

**椎动脉型颈椎病的症状十分复杂**

椎动脉型颈椎病是因为钩椎关节侧方增生、椎动脉在颈椎横突孔穿过时受到压迫所致。因为椎动脉供应大脑不同部位血流，所以一旦受阻时出现的症状十分复杂。常见症状有头痛、眩晕、视力障碍等，其中以眩晕最为常见。发病时患者均有轻重不同的眩晕，还会伴有呕吐、恶心、复视、耳聋、耳鸣等症状。低头看书、头部向后仰或突然转头以及反复左右转头时都会发生眩晕或者加重眩晕。

猝倒是该类型颈椎病所特有的症状，常常是患者在颈部转动时突然发生四肢麻木、软弱无力而跌倒，但是神志清楚，大多能自己起来。还有的患者伴有眼部症状，如眼前暗点、闪光、视力减弱、复视，甚至失明等。这主要是由于大脑视觉中枢缺血所致，而不是眼睛本身的疾病。

**混合型颈椎病属多型合并**

临床上，以上各类型很少单独出现，常常是两型或者多型合并出现，这种类型的颈椎病为混合型颈椎病。

**健康小贴士**

脊髓型颈椎病是一种非常严重的颈椎病，如果诊断为此类颈椎病，说明你的颈椎病已经到了非常严重的地步，应尽早治疗。

交感神经型与椎动脉型颈椎病在临床表现上常常有密切联系。实际上以交感神经型颈椎病的形式出现得更多。真正的椎动脉型并不多见，因此在临床分型上，对椎动脉型的看法是有分歧的。

## 火眼金睛，发现颈椎病的表现

颈椎病的症状多样而复杂，多数患者开始时症状比较轻，随后逐渐加重。颈椎病的轻重与所患颈椎病的类型有关，但一般情况下单纯的类型比较少，常常是以一个类型为主继而有一个到几个类型混合在一起，称为混合型颈椎病。

它的症状主要表现为头、颈、肩、背、手臂酸痛，脖子僵硬，活动受限。颈肩酸痛可放射至头部和上肢，有的伴有头晕、目眩，重者伴有恶心呕吐，卧床不起，少数可出现猝倒。有的一侧面部发热，出汗异常。肩背部有沉重感，上肢无力，手指发麻，肢体皮肤感觉减退，手握物无力，不自觉地会出现握物落地的现象。而有些人则会下肢无力，步态不稳，双脚麻木，行走时如踩棉花。当颈椎病累及交感神经时可出现头晕、头痛、视物模糊，双眼发胀、发干、睁不开，耳鸣、耳堵，平衡失调，心跳过速、心慌，胸部紧束感，有的甚至出现胃肠胀气等症状。有少数人出现大小便失控，性功能障碍，甚至四肢瘫痪。也有吞咽困难、发音困难等症状。这些症状与发病程度、发病时间长短、个人的体质有一定关系。

颈椎病症状的具体表现有以下几点。

## 眩晕

这是交感神经型和椎动脉型颈椎病患者的常见症状，由相应血管交感神经末梢兴奋引起血管痉挛造成缺血所致，还可以因椎动脉血管受阻引起脑及相应血管缺血所致。由于患者伸展或旋转颈部，改变体位而诱发的，是由前庭神经核缺血性病变和迷路缺血性病变而引起的。前庭神经核缺血性病变引起的眩晕属于中枢性眩晕症，一般持续时间较短，数秒至数分钟即可消失，发病时患者可有轻度失神及运动失调，表现为步态不稳或斜向一方；迷路缺血性病变属于周围性眩晕症，引起的眩晕不伴有意识障碍。部分患者有恶心感，急性发病时患者不能抬头，有些患者有复视、眼颤、耳鸣及耳聋等症状，常常与交感神经有密切关系。

在体征方面，发病时患者颈部活动受限，颈部旋转时可引起眩晕、恶心或心慌等症状；部分患者在患侧锁骨上听诊检查能听到椎动脉因为扭曲、血流受阻引起的杂音。X线片上常常可见椎体不稳、钩椎关节增生等。

## 头痛

交感神经型、椎动脉型颈椎病的患者在发病时，头痛和眩晕症状一般同时存在。枕大神经缺血是头痛的主要原因。临床上椎动脉痉挛引起枕大神经缺血而出现枕大神经支配区头痛症状，此为间歇性跳痛，从一侧后颈部向枕部及半侧头部放射，并有灼热感，少数患者有痛觉过敏，摸及头部即感疼痛明显。另外，副神经周围支配的斜方肌，其根性的病变或该肌外伤后可引起斜方肌痉挛，而从斜方肌穿出的枕大神经受到挤压诱发临床症状。寰椎或枢椎发生移位时也可刺激从中穿出的枕大神经而诱发头痛。此类患者，手压风池穴会出现沿着枕大神经放射性疼痛。

## 视觉障碍

由于颈椎病引起椎—基底动脉系统痉挛，继发大脑枕叶视觉中枢缺血性病变，少数患者会出现视力减退或视野缺损，大多数患者自述为一阵阵视力模糊，眼皮发沉，甚至眼裂变小。

## 突然摔倒

这是由于患者旋转颈部时突然感到下肢发软，从而摔倒。发病时患者意识清楚，短时间内能自己站起来，甚至行走。这与其他脑血管疾病不同。

## 神经根性症状

颈椎病患者也常伴有神经根性症状，主要表现在以下三个方面。

**（1）颈部症状**。颈部不适感及活动受限。颈部不适感有颈部疼痛、酸胀、发僵，按摩后会好转；晨起、劳累、姿势不正确及寒冷刺激后会突然加剧；活动颈部有“嘎嘎”响声；颈部肌肉发板、僵硬；用手按压颈部有疼痛点；按摩颈部有韧带“弹响”，转动颈部不够灵活；等等。

**（2）肩部症状。**双肩发沉；肩部酸痛胀痛；劳累、久坐和姿势不当，肩部症状将加重。

**（3）背部症状。**背部肌肉发紧、发僵，活动后或者按摩后好转；背部按压会有明显的疼痛点；劳累和受寒会加重背部不适症状。

## 脊髓症状

四肢麻木、无力，手持筷子不灵活，系扣子困难，行走时有踩棉花感（发飘感），肩、背、胸有束带感等，重者大小便失禁，甚至会出现不同程度的瘫痪。

**健康小贴士**

颈椎病在初发时，病症大多较轻且不被人们重视，能自行恢复。只有当症状继续加重而不能逆转，影响工作和生活时才会引起人们的重视。颈椎病如果久治不愈，就会引起心理伤害，使人产生失眠、烦躁、发怒、焦虑、忧郁等症状，因此，要早重视、早发现、早治疗。

# 是什么引起了颈椎病

随着生活习惯的改变，颈椎病原本只是老年人的常见病，但现在越来越多的年轻人也开始受到颈椎病的困扰。颈椎病如此泛滥，到底是什么原因引起的呢？

目前，通过对颈椎病的全程分析和全面观察，可以确定此病的病因如下。

## 退行性改变

随着年龄增长而产生的颈椎间盘退行性改变以及由此而致的整个颈椎和颈椎其他部位的退变，是形成颈椎病的主因。中老年人随着颈椎的退行性改变可以导致小关节退变、颈椎骨质增生、髓核脱出及弹性下降、韧带钙化及骨化等。

## 慢性劳损

慢性劳损是指超过正常生理活动范围的最大限度的活动。常见的慢性劳损有以下几种。

**（1）不良的睡眠体位。**睡眠姿态长时间处于一种状态，会造成椎旁肌肉、韧带及关节的失调，从而波及椎管内组织，加速退变过程。

**（2）不当的工作姿势。**现在很多职业都要求工作人员长期伏案工作或者需要长期固定体位进行工作。这种低头工作的人，虽然工作量不大、强度不高，但由于长时间固定单一姿势，使颈部的软组织极易疲乏、劳累。时间一长，会使颈椎失去有力的支撑而容易出现颈椎病。这是现在年轻人患颈椎病的常见病因。

**（3）不适当的体育锻炼。**超过颈部耐量的活动或运动，可加重颈椎负荷，尤其在缺乏正确指导下进行锻炼，一旦失手造成外伤，后果将更加严重。

## 头颈部外伤

外伤是指跌仆、闪挫等对筋、骨、皮肉的损伤，具体指由于闪、挫所致的筋络、筋膜、肌肉等软组织受伤（包括急、慢性损伤）以及关节错位造成的症状，即所谓骨错缝、筋出槽的症状。颈椎病患者中有半数病例与外伤有直接关系。常见的头颈部外伤有以下几种。

**（1）交通意外。**除容易造成骨折脱位外，突然刹车也同样容易导致颈椎损伤。

**（2）运动性损伤。**主要是在竞技前没有做好充分的准备活动所导致的。

**（3）工作与生活中的意外。**突然使颈部过度前屈、后伸及侧弯等。

**（4）其他意外。**不得法的推拿、牵引等。

## 咽喉部炎症

当咽部及颈部有急、慢性感染时，易诱发颈椎病症状出现或使原有病情加重。

## 发育性椎管狭窄

发育性小椎管、颈椎退变等是一些颈椎病发病的基础。颈椎管内径与颈椎病发生有直接关系，椎管狭小者，脊髓在椎管内缓冲间隙就小，因此，当颈椎遭遇外伤即使属轻伤时也易发生脊髓损伤而引发颈椎病。国外统计显示，40～50岁有退变者占25%，55岁以上有退变者占85.5%。

## 情绪的影响

从临床实践中发现，情绪不好常常会使颈椎病加重，而颈椎病加重或发作时，患者的情绪常常会更糟糕，非常容易激动与发脾气，颈椎病症状也因此更为严重。保持愉快的心情对预防与减轻颈椎病病情尤为重要。

先天性颈椎畸形、氟骨症、后纵韧带骨化症、DISH病（弥漫性、特发性骨质韧带增生骨化症）等也是颈椎病发生的常见原因。

健康小贴士

颈椎介于频繁活动且重量较大的头颅与缺少活动而比较稳定的胸椎之间，其活动度很大，负重也多，四周缺乏其他骨性保护，易受外力直接打击，尤其是下颈椎及其周围软组织容易发生劳损性病变。

了解颈椎病的发病因素，可以让我们在日常生活中多加注意，以避免颈椎病过早地发生在我们的身上。

## 颈椎病的"黄金诊断法"

颈椎病病因复杂，类型多样，我们该如何诊断自己是否已经患了颈椎病呢？目前，颈椎病还没有统一的诊断标准，但公认的颈椎病诊断原则主要有以下四点。

**（1）病史和症状。**有慢性发作性颈部僵硬并伴有肩臂麻痛，上肢无力，持物困难，躯干束带感，或有头晕、视物模糊、耳鸣、猝倒等，或有肢端发凉、发绀以及下肢麻沉、无力，行走时踩棉花感及震颤、瘫痪等。

**（2）X线检查。**通过颈椎正侧位及过伸过屈侧位相，了解有无颈椎生理前凸消失或后凸、椎体缘或钩突骨赘形成、椎间隙狭窄，有无椎管狭窄、颈椎不稳、颈椎畸形及韧带钙化及颈椎退行性改变等表现。

**（3）体格检查。**颈椎的活动、后伸、旋转等会诱发或加重症状；压头试验、臂丛牵拉试验，颈椎本身有压痛、活动障碍、感觉皮肤障碍、运动障碍、大小便障碍、四肢肌能力、腱反射及病理反射。上肢精细动作（如持筷、扣纽扣、写字等）及步态是否正常（如有无踩棉花感等）。

**（4）必要时经有关专科，包括内科、神经科、五官科、妇产科等会诊，只有排除这些科病变引起的症状，颈椎病的诊断才能成立。**如仍有怀疑，可做颈椎CT、椎动脉造影、磁共振成像、肌电图、B超等。近年来，椎动脉造影、脊髓造影等有创检查已很少进行，只有找到症状与颈椎X线征的内在关系，颈椎病的诊断才比较可靠，可以说症状、体征、影像学三者缺一不可。由于年纪较大者常常几种病同时存在，颈椎病的诊断更趋复杂困难。多做一些上述的特殊检查，多请有关专科会诊再下诊断，乃上策。切勿轻率作颈椎病的诊断，以免增加患者精神负担，进而使病情恶化。运动神经元病、脑供血不足、动脉硬化症、美尼尔氏综合征等常常需要与颈椎病鉴别区分开。

## 临床定位诊断颈神经根病变

颈椎有8根神经根，每个神经都支配特定的皮肤感觉区域和特定的运动部位，通过检查哪个区域皮肤感觉或运动障碍，就知道哪个部位受损，这叫神经定位诊断。这些应由专科医生来确定。

由于颈椎病的病程长，受侵犯的组织较多，错综复杂，发病信号多种多样，所以对颈椎病的判定并不像伤风感冒那样容易。

**颈部僵硬**：这是颈椎病发病的早期信号，大多发生于清晨起床时，突然感到颈部失去原有的灵活性，而且有僵硬感，头颈怎么活动也不对劲。此种情况，除了颈椎病以外，颈部扭伤（包括常见的落枕）或其他颈部疾患的早期也可发生。

**颈部疼痛**：单纯性后颈部疼痛者可用手向上牵引头颈，如症状减轻，而向下加压时症状加重，则表明是颈型颈椎病的可能性较大；若颈部疼痛的同时还伴有上肢（包括手部）放射性疼痛或（与）麻木者大多为神经根型颈椎病。需注意的是，约半数颈椎病患者并无颈部症状。也就是说，不能单凭颈部是否疼痛来判定颈椎病。

**眩晕及突然跌倒（猝倒）**：在头颈向左右旋转时会引发偏头痛或眩晕，尤其是在闭眼时更容易发生。个别患者也可能在此时突然跌倒，主要原因为椎—基底动脉缺血，常与交感神经型或椎动脉型颈椎病有关，但必须把脑部的病变排除。因为引起眩晕的原因很多，如脑血管病变、耳源性眩晕。真正由颈椎病引起的眩晕并不比上述原因多。颈椎病引起的猝倒比较罕见。

**肌力减弱**：颈部疼痛的同时，伴有上肢或（与）下肢肌力减弱及肢体疼痛者，大多为脊髓型颈椎病或是合并颈椎椎管狭窄症的颈椎病。低头时突然全身麻木或有“过电”样感觉者大多为脊髓型颈椎病，合并有严重型颈椎椎管狭窄症者更为多见。

其他与前面不同，凡四肢肌力突然降低时，包括手部握力，步行时抬步困难等，均应怀疑是否患了颈椎病，需要做进一步的检查，以便确定诊断。

**麻木感**：不明原因的上肢麻木尤其是指尖明显者，可能为神经根型颈椎病或颈椎椎管狭窄症；上下肢均有麻木感主要是颈椎椎管狭窄症或者颈腰综合征的病例，但也有可能是脊髓型颈椎病。要注意的是，糖尿病引起的神经末梢炎也常会出现此种感觉。

**下肢无力**：当走路时双下肢无力，甚至突然跪下，或是行走时腿部有“打飘”或踩棉花的感觉，迈步艰难，表明下肢肌力已出现严重障碍。此症状常见于脊髓型颈椎病。

**束带（被捆绑）感**：身上好像被布带缠绕一样，此即为束带感，以胸部及腹部为多见。凡出现此种症状者，均有可能为脊髓型颈椎病，但应先排除脊髓侧索硬化症。

**手中持物突然落下**：如果物品突然从手中落下，包括吃饭时的饭碗、筷子及汤勺或写字、打字等不灵活，还包括双手系扣子不灵活或困难等，这些统称精细动作减退，常常是脊髓型颈椎病的表现。

**进食困难**：伴有颈痛的吞咽困难者，或是仰颈进食困难而低头进食较容易者，常与颈椎前缘巨大骨赘压迫食管有关。对吞咽困难或喝水呛咳的患者一定要与体内的运动神经疾病相鉴别。

**其他表现**：心电图提示异常，如心动过速，甚至心律不齐，内科检查不出异常的“胃病”，被怀疑心理障碍而又证据不足等，都有可能为交感神经型颈椎病。

### 健康小贴士

颈椎病容易引发发汗性障碍，由颈椎病引起的发汗性障碍多限于颈部，如额头、颈部、手、足或半侧身体。这是由于交感神经支配汗腺，神经受激惹会发生汗腺功能障碍，表现为多汗或是少汗、无汗。

不少人经常对着电脑好几个小时不动弹，或长时间坐汽车和飞机，都很容易患上颈椎病，因此要注意预防。建议每工作一段时间就站起来活动一下肩颈，做做扩胸动作，既预防了颈椎病，又能放松身心，一举两得。

# 颈椎病的障眼法——与其他疾病混淆

临床上，不同类型的颈椎病表现不同，有的单一，有的混合，症状多样化、复杂化，而且有好多疾病可以出现与颈椎病相似的症状，因此有时对颈椎病的诊断较困难。很多由颈椎病引发的症状容易被误诊为其他疾病，许多年轻人完全没有意识到颈椎病的侵袭，这会造成极大危害。以下几种疾病容易与颈椎病相混淆，患者如果出现以下症状，一定要及时撕掉颈椎病的“伪装”，及早就医，及早治疗。

## 易与神经根型颈椎病混淆的常见疾病

神经根型颈椎病常与臂丛神经炎、多发性神经炎、肩周炎相混淆，其鉴别要点如下。

**（1）臂丛神经炎。**该病多发生于青壮年，以男性较常见，病因不太明确，部分患者发生于呼吸道感染或受寒、带状疱疹、免疫接种与手术之后。可根据以下两点与颈椎病进行鉴别：①患病的手臂丛受压点往患侧颈部、前臂内侧、腋下及手放射；②可用臂丛磁共振成像检查臂丛神经异常改变来诊断。

**（2）多发性神经炎。**以中年人发病为常见，以四肢麻木为主要症状的多发性神经炎非常容易与颈椎病相混淆。可根据该病的如下特点予以鉴别：①感觉障碍对称地处于四肢末端，而肢体疼痛比较少见；

②典型者呈手套式感觉障碍，多发生在肢体远端，并伴随有肌张力减低、腱反射降低或消失，不出现病理反射；③自主神经紊乱的部位和感觉、运动障碍相一致，只见于肢体远端；④患者在发病前可能有感染史，如肠道感染或上呼吸道感染，或与有毒物如农药、铅、酒精等有接触史。上述症状的体征一般左右对称，和颈椎活动无关，颈神经根受压体征呈阴性，发病原因多可查明。

**（3）肩周炎。**该病为中老年人多发病，尤其多见于男性。该病的特点是：①肩关节局部由于疼痛而使活动受限，肩周组织有压痛感，甚至肿胀、疼痛，但颈椎X线片无异常；②颈神经根没有压痛，颈椎局部用泼尼松封闭多有明显效果。

## 易与交感神经型颈椎病混淆的疾病

交感神经型颈椎病常与冠心病、雷诺病等相混淆，其鉴别要点如下。

**（1）冠心病。**冠心病与颈椎病都可出现肩、臂、手放射性痛，心前区痛，胸闷或刺痛，并且大多发生于40岁以后，极容易误诊。二者的鉴别如下：冠心病疼痛发作急，多在运动后发作，持续时间短，疼痛和颈肩部活动无关，疼痛部位在左上肢或心前区；而颈椎病疼痛发作较缓，时间多在晨起或夜间，持续时间长，疼痛和颈肩部活动有关，疼痛部位在颈部、左右上肢或胸部。

**（2）雷诺病。**由于颈椎病能引起雷诺现象，因此，颈椎病很易被误诊为雷诺病和其他原因引起的雷诺氏现象。雷诺病是指原因尚不明确的周围血管疾病，其主要表现为阵发性的手部苍白、发绀、潮红，遇热缓解、遇冷发作等。引起雷诺病的病因甚多，最常见的是和职业有关的损伤、硬皮症等。

## 易与椎动脉型颈椎病混淆的疾病

椎动脉型颈椎病易与脑动脉硬化、偏头痛相混淆，其鉴别要点如下。

**（1）脑动脉硬化**。颈椎病可合并脑动脉硬化（尤多见于椎—基底动脉硬化），两者都可出现头晕、上肢麻木和病理反射等，所以很容易误诊。以下几点可作为诊断依据，并与椎动脉型颈椎病相鉴别：①40岁以上，逐步出现大脑皮层功能减退症状，如记忆力减退、头晕、睡眠障碍等，其症状消长和颈椎活动没有明显关系。②脑动脉硬化常常是全身动脉硬化的组成部分，所以可能伴有主动脉、眼底动脉、冠状动脉或肾动脉硬化征象。③血压偏低或偏高。④实验室检查，血清总胆固醇增高，总胆固醇和磷脂的比值增高，脂蛋白与甘油三酯增高等。不过，由于各地区的正常血脂数差异比较大，有时有的患者有动脉硬化但血脂不高，所以不能仅根据血脂的数值来确定是否有动脉硬化。⑤脑血流图检查，若图像有较恒定的缺血性改变，对本病的诊断帮助较大。如果颈椎病合并脑动脉硬化，则其表现更加复杂。

**（2）偏头痛**。以女性患者居多，绝大多数起病于青春期前后，短则数年，长则数十年。一般到绝经期，症状会逐步缓解与自愈。该病容易在经期发作，妊娠期大多会自然缓解。可有家族史。

## 易与脊髓型颈椎病混淆的疾病

运动神经疾病易与脊髓型颈椎病混淆，前者的特点是肌肉萎缩明显，肌力障碍广泛，上至舌肌及胸锁乳突肌，出现口齿不清、吞咽困难、肌肉颤动、没有感觉障碍及大小便障碍等。颈椎病的诊断有时要求医生多一点神经科的知识，便于把握对疾病的正确诊断。

**健康小贴士**

颈椎病发作的性质与部位类似心绞痛。然而，颈椎病疼痛的具体部位主要在左上胸、左上肢或肩部，范围较广，持续时间较长，疼痛时为胀痛，有时也呈烧灼痛或刺痛。而心绞痛则是冠状动脉供血不足，心肌急剧地暂时缺血与缺氧所引起的以发作性胸痛或胸部不适为主要表现的临床综合征。心绞痛的疼痛点主要位于胸骨后部，可放射至心前区与左上肢，常发生于劳动或情绪激动时，发作时间比较短，每次3～5分钟，可数日一次，也可能一日数次，休息片刻后疼痛感会消失。

## 颈椎病能治好吗

“颈椎病能治好吗？”随着越来越多的人患有颈椎病，以及患者年龄范围的扩大，越来越多的人问这个问题。人们之所以会提出这个问题，是因为对颈椎病不够了解。事实上，颈椎病是一种可以治愈的骨科疾病。

即使你已患上颈椎病，也不要紧张。在当前的医疗水平下，经过正规的治疗，大概95%的患者可以被治愈，尤其是颈型、神经根型、交感神经型以及椎动脉型颈椎病。但要及早就医，切勿误信偏方，更不可让没有治疗颈椎病经验的人随便推拿、按摩“摆弄”。因推拿、按摩操作不当，很有可能会加重病情甚至瘫痪。

临床显示，绝大部分的神经根型、交感神经型及椎动脉型颈椎病患者，通过非手术的保守治疗，也可获得明显的缓解，甚至痊愈，因此在治疗上宜首选非手术疗法。如果保守治疗无效及脊髓型颈椎病对运动等功能影响严重者，则可进行手术治疗。目前，手术治疗的效果基本比较满意，绝大部分患者可以恢复良好的生活和工作能力，获得治愈。因此，已确诊为颈椎病的患者也不必害怕和焦虑，只要与医生配合，遵照医生的嘱托进行治疗，绝大部分患者是可以治愈的。

颈椎间盘的退变老化甚至劳损的过程无法抗拒，但是其仍可预防和治疗，颈椎退变老化所产生的临床症状也是可以预防的。合理的预防保健措施，即可延缓或推迟颈椎的退变老化过程。治疗此病非常重要的一点，就是早发现、早治疗，如果是发病初期治疗，效果将十分明显。

在日常生活中，应首先纠正不良的生活和工作习惯，减少颈部疲劳。不要长时间看电视或长时间低头工作，每工作一段时间，抬起头并适当活动颈部。也可以自我用双手牵伸脖子，轻轻按摩颈部肌肉，可促进局部血液循环，缓解肌肉痉挛和疼痛。平时可以轻轻转动颈部，但中老年人不宜过度活动颈部或让人用大力做颈部推拿、转颈的动作。症状轻者，可听从医生的指导，采用卧床休息、颈围领制动、口服消炎止痛药物或活血化瘀的中药、颈椎牵引、理疗等保守治疗。

对于得了颈椎病的人来说，首先要消除畏惧心理，不要颈部一有不适或有头晕就怀疑是颈椎病发作，并惶惶不可终日；再则不能一味地寄希望于保守治疗，有明显的神经损害，保守治疗无效或继续发展者，应当接受手术治疗。若仍不接受医生劝告，不愿手术，致使病情进一步发展，将使功能障碍难以消除。

只要进行正确的治疗，大部分患者都可以治愈。

第二章

*Baituo Jingzhuibing*

# 颈椎病“钟情”的人群

颈椎病同其他病一样，有自己独特的“喜好”。就像糖尿病、高血压喜欢身体肥胖的人，痛风喜欢经常吃海鲜、喝啤酒的人，胃肠疾病喜欢饮食生活不规律的人一样，颈椎病也有自己“钟情”的人群。

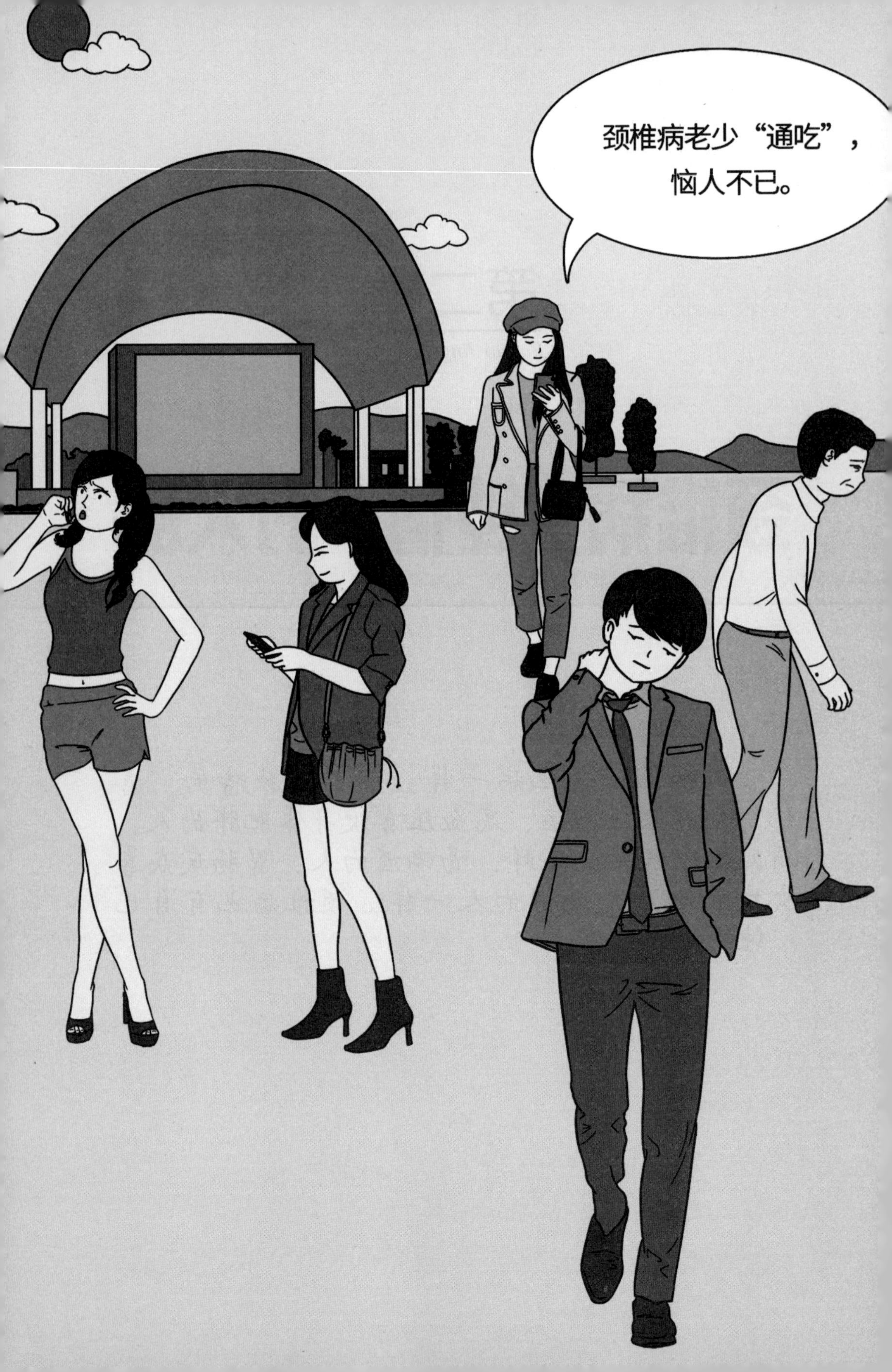
颈椎病老少“通吃”，恼人不已。

## 中老年人易患颈椎病

颈椎病是中老年人的多发病，多是椎间盘及椎间关节发生退变引起的。

椎间盘是一种富有弹性的胶状物质，其中含有大量的黏多糖蛋白复合体、硫酸软骨素和大量水分。水分是椎间盘中最重要的物质之一，人刚出生时椎间盘中的水分可达到90%，而随着年龄的增长，椎间盘中水分会略有起伏，到成年时基本可以维持在80%左右。椎间盘中水分的含量保证了椎间盘的柔韧和弹性，进而保证脊椎的弯曲度，以及活动的灵活性。成年人体中一共有23块椎间盘，全部位于脊椎中两个椎骨之间。椎间盘有一定的厚度，腰部脊椎承受力量最大，所以椎间盘的厚度也最厚，约有9mm，而颈椎和胸椎相对来说承受力小一些，所以椎间盘也薄一些。

随着年龄的增长，人体含水量逐渐下降，皮肤的老化就是最明显的特征。椎间盘也会慢慢老化。从20岁开始，人体脊椎就已开始进入衰老、退化时期。伴随着脊椎的老化，椎间盘中的水分也逐渐流失，而越薄的椎间盘失水量越多，弹性和张力大大减退。薄而失水的椎间盘每日承受着相同的活动量，椎体的压迫力增加，一旦椎间盘被压缩，促使纤维环向外膨出发生退变，就会造成颈椎间盘突出，给身体带来病痛。

椎间盘中并没有血管，它的营养补给一方面依靠发育时的积累，另一方面则依赖于椎间盘中透明软骨的弥散作用，吸收椎间盘周围血管中的营养成分。椎间盘开始退变后，椎间盘中髓核变薄或变形，透明软骨中水分也减少，它的传输功能大大减退，髓核获得营养的途径发生变化，无法及时补充营养，磨损或受到的伤害更大，促使椎间隙松弛、变窄，椎间关节稳定性减弱的情况发生。

在椎间盘已发生变形的前提下，它所承受的“工作量”没有改变，加快了椎间盘的磨损，可能引起关节磨损、骨质增生的情况。如果再加上长期慢性劳损与各种急慢性损伤，也就可能造成韧带、椎间盘、关节囊等不同程度损伤，使颈椎稳定性下降，出现增生，压迫神经血管从而出现颈椎病的症状。

**健康小贴士**

中老年人患骨关节病虽然在所难免，但应采取积极的综合措施防治：从年轻时便加强骨质营养和锻炼；减少颈椎所承受的压力；每工作1～2小时，做做颈椎保健操；防止增加关节扭力和负荷；经常参加有益的运动，如游泳、散步、练剑、舞扇等；睡觉时可用装有黄豆的枕头；进行抗阻力训练及不负重的关节屈伸活动；等等，都可预防及延缓颈关节炎的发生发展。

进入中年期后，由于性腺功能减退、食量变小、钙及骨质营养素摄取量减少、室外活动少、维生素D合成不足、骨内血循环减少等因素，都不利于骨骼及骨关节的营养吸收，因此应常服用含有维生素A、维生素D、维生素E、维生素C及钙磷等成骨素的药物和食品，这对颈椎病也有良好的防治作用。如果将其制成食疗药膳更好，比服药方便、全面。

# 年轻人的颈椎病“情缘”

某医院曾对前来就诊的颈椎病患者做过一个统计，20世纪80年代中期，就诊的颈椎病患者平均年龄55岁，90年代中期，患者年龄下降到49岁。如今，此医院的颈椎病住院患者高发年龄在39岁左右。并且，30岁以下的发病者正迅速增长。20年间，颈椎病的发病年龄下降了16岁，其高发年龄不到40岁，而30岁以下的年轻人正成为颈椎病的“生力军”。颈椎病患者的年轻化趋势越来越明显。30岁以下的患者比例比30～39岁人群还高2.5%，表明已有越来越多的年轻人正步入颈椎病患者行列。

在年轻人中，颈椎病发病最常见的原因往往不是椎间盘退行性改变、骨质增生、椎间盘突出，而是由于颈椎周围和肩背部软组织慢性劳损而失去了对颈椎的保护作用，造成颈椎不稳定，又在一定诱因作用下使颈椎关节移位而发病。

引起这种颈椎生理弧度异常的原因有：工作及生活中姿势不正确，如办公或上课时桌椅高度不适宜，长期处于低头位，或长时间躺在床上看书、趴在座位上睡觉；睡眠姿势不良，如枕头过高或不用枕头。患者群主要集中在文字工作者中，如编辑、办公室文员，特别是长期用电脑的人员发病率较高且大都比较年轻。

年轻人患颈椎病的特点是起病急，病程短，这多数是由于活动多引起的。较中老年人而言，年轻人因外伤致病者多，外伤造成颈椎间盘突出、颈椎骨折、颈部软组织损伤的机会更多。

由于年轻人患颈椎病起病急，病程短，所以大多患有颈椎病的20~30岁年龄段的年轻人通过卧床颈椎牵引、按摩等非手术治疗效果好。因此，除采取积极合适的治疗方法外，还应该对预防颈椎病引起足够的重视，保持良好的生活习惯，选择合适的工作和学习姿势。尤其是需要长期伏案工作的人员，要尽可能多地进行体力活动，工作间隙可做做工间操，活动活动四肢、颈椎，自我进行颈部按摩保健，才能保证拥有与其年龄相适应的健康颈椎。

# 为何颈椎病“钟情”白领

“颈椎病越来越年轻化，并且以都市白领居多！十个白领中就有九个颈椎病。”这种说法虽然有些夸张，但随着社会的进步，人们的生活反而越来越程式化地重复着，整天面对电脑办公或游戏、躺着看书或看电视、经常开车坐车，让颈椎病这一原本专属于中老年人的疾病，如今却在办公室白领中悄悄“流行”起来。

这是由于这类人群主要从事脑力劳动，工作压力大，长期处于激烈的竞争环境中，身体处于亚健康状态。他们每天进入办公室后在电脑前一坐就是几个小时，常常伏案埋头苦干；碰到出差，无论坐车还是坐飞机常常耷拉着脑袋就打起盹儿来。经常加班，睡眠不足，生活不规律，无暇顾及饮食、体育锻炼等，再加上缺乏必要的生活调理和心理调适，常出现慢性疲劳、抑郁，这些因素都容易诱发颈椎病。

白领的颈椎病“病根在肌肉”，这是由于绝大部分的颈椎病和颈肩部肌肉的劳损有关，属于慢性劳损。肌肉劳损会逐渐失去对颈椎的保护，成为发生颈椎病的根源。

颈部肌肉的劳损程度逐渐增大最终必然会导致颈部肌肉“集体罢工”，出现颈椎病，有酸、麻、疼、痛的感觉在所难免。白领群体要让自己的颈部肌肉能够“可持续发展”，必须在出现颈部劳损症状后，充分地休息与治疗，让劳损的颈部肌肉和韧带得到恢复，症状即可得到一定程度的缓解。此外，运动是预防颈部肌肉劳损的一个有效方法，工作压力大的白领在闲暇之余抽出20分钟左右做些打球、慢跑、健身等运动，便可以让颈部肌肉“活”起来。

北京某体检机构曾经公布了特殊人群连续3年的健康状况数据。数据显示，在中关村地区的IT从业人员体检者中，95%处于亚健康状态。中关村有3万名IT员工接受体检，其中62%的人患有颈椎增生，高血压者也高达3成。且不说这个数字是否准确，但至少说明颈椎病已成为IT从业人员最容易得的一种病。

过分专注和僵直的姿势很容易造成肌肉劳损，加速颈椎退变。低头看显示屏是不符合颈椎的生理结构的，颈椎生理结构前突，最适合的生理位置是头部在中立位且略有后伸，否则就容易造成颈椎韧带劳损，引发颈椎病。

IT工作者易患颈椎病除了低头看电脑显示屏外，还有许多原因。办公室、家居电脑摆放位置不正确，就是诱发颈椎病乃至腰椎病的一个非常大的原因。很多单位、公司的办公桌呈L状，电脑大多摆放在身体侧面的桌台上，有些更糟糕，索性将电脑挤到办公桌的右端。上班族工作一忙，情急之下来不及将转椅调到正对电脑的位置，常常扭着身体或者转头去看电脑。这样不仅颈椎容易出问题，腰肌也会受损。此外，鼠标摆放位置距离身体太远，操作者常需要手臂斜伸去握鼠标，也不合适。正确的做法应该是将座椅放低，电脑显示器升高，放在身体正前方，视线呈水平位，最好在屏幕正中。

健康小贴士

“鼠标手”是由于手长时间过量活动引起腕关节周围的滑膜水肿和韧带痉挛，从而压迫被韧带环绕的正中神经所致。过度使用鼠标，不只会感到手腕疼，还有手指麻木，并且麻木感主要集中在拇指、食指、中指和小指，按压腕掌面时麻木感加重，甚至出现电击感的疼痛，或者拇指肌肉无力。颈椎病压迫神经根也会导致手腕部的不适，如手指麻木、不适等。长时间使用电脑的白领，在出现手麻木、疼痛等不适时，不要光想到是手的问题，还应该去查查颈椎，或许这不是“鼠标手”的问题。

电脑显示屏过低会迫使人低头弓背工作，如此更易引发颈椎病。应把电脑显示屏的位置抬高几厘米，或者给电脑显示屏垫上几本厚书，这样就把以前的低头动作改为抬头，从源头上预防颈椎病的发生。同时，不要长期保持一个坐姿，多站起来活动活动，转动一下脑袋。

另外，使用床上电脑桌的人在床上平躺或倚着靠枕时，应通过调整桌面的倾斜角度，令视线与电脑屏幕垂直，比较接近坐着看电脑时的状态，才能保护颈椎和腰椎。

## 颈椎病说：我就在你身边

颈椎病、肩周炎等疾病是文字工作者最常见的职业病症，尤其颈椎病更是一个缠人的疾病。

人的颈椎被肌肉和韧带所包围，文字工作者每日连续低头屈颈工作数小时乃至十多个小时，迫使颈部关节组织长时间处于紧张、疲劳状态，颈部的肌群容易过度劳损造成肌肉僵硬，伸缩功能失调，加速颈椎间盘退变。同时，颈椎长时间处于屈曲位或某些特定体位，不仅使颈椎间盘内的压力增高，而且也使颈部肌肉长期处于非协调受力状态，颈后部肌肉和韧带易受牵拉劳损，椎体前缘相互磨损、增生，再加上扭转、侧屈过度，更进一步导致损伤，易于发生颈椎病。随着年龄的增长，颈部及背部的椎间盘还会有水分流失，椎间盘因失去弹性而变得脆弱，很容易发生破裂。

文字工作者之所以容易患颈椎病，还与办公室常见的“人高台矮”设置有关。他们迫于工作的需要，长时间弯腰低头，保持一个姿势，再加上桌椅设置得不合理，更加重了弯腰低头的程度，所以颈椎病也成为文字工作者很难避免的一种疾病。

当然，文字工作者久坐或长时间处于一个姿势，会出现疼痛麻木，但这并不意味着患有颈椎病。因为颈部活动出现障碍，或还伴有麻、胀、酸、痛或沉重的感觉，绝大多数并没有伤到颈椎。此时，可适当休息或用活络油擦一擦、正规理疗按摩一下，并做些适当的运动，及时让颈肌得到充分放松，这些都可让颈椎疼痛得到适当的缓解。如果积劳成疾，颈肌的严重劳损也可能会使颈椎出现病理变化。

伏案劳作者预防颈椎病要从日常抓起，在工作和生活中，应适当地注意和改变不良习惯。在坐姿上应保持自然端坐，臀部和背部要充分接触椅面，双肩后展，两肩连线与桌沿平行，脊柱正直，两足着地。将桌椅高度调到与自己身高比例合适的最佳状态，使目光平视电脑屏幕，双肩放松。避免头颈部过度前屈或过度后仰，以减轻长时间端坐引起的颈部疲劳。在工作的过程中，要见缝插针地活动脖子，做做耸肩动作让脖子放松一下。

**健康小贴士**

预防颈椎病，要从日常工作和生活中行动起来。

（1）活动颈部。在工作1小时后，有目的地让头颈部向前、后、左、右转动数次，转动时应轻柔、缓慢，以达到各个方向的最大运动范围为准。

（2）抬头望远。当长时间近距离看物，尤其是处于低头状态，既影响颈椎，又易引起视力疲劳，甚至诱发屈光不正。因此，每当伏案过久后，应抬头向远方眺望半分钟左右。

（3）防寒防湿。在炎热的夏天，办公室空调的温度都比较低，脖颈在冷空气中极易受凉。所以空调的温度开到适当的度数即可，如果碍于同事的要求，自己可穿带领口的衣服。冬天，风寒天凉，可在外出时戴围巾或穿高领毛衫，防止颈部受风受寒。

（4）在医生指导下做颈部肌肉锻炼，如“燕飞”、颈部向后抗阻锻炼等。

## 重体力劳动者的颈椎“累”

重体力劳动对人体颈椎和腰椎的牵引力度大，据统计，在骨科门诊里，颈椎和腰椎病的患者占40%以上。

在重体力劳动者当中，有些人肩部负重，肩颈部肌肉压力较大，出现髓核退变脱水的时间比常人要早，且纤维环营养较差，加上平时体力劳动中颈部运动不协调，所以容易导致颈椎间盘纤维环破裂而产生颈椎间盘突出症。有些重体力劳动者则是因为在上肢提取重物的过程中，力量经过悬吊上肢的肌肉传递到颈椎，从而使颈椎受到牵拉，增加了颈椎之间的相互压力。

另外，由于健康知识的缺乏以及健康观念的落后，这一群体的人极少运动，他们认为劳动就是运动，根本不进行体育锻炼。

重体力劳动者最易患的是神经根型颈椎病，这类颈椎病起病缓慢，有时可因一定程度的损伤诱发。其症状为颈、肩、背及上肢的疼痛，疼痛为绞痛、钝痛或灼痛，手臂麻木，颈部功能障碍，急性发作期患者常常因夜间剧烈疼痛被迫下床来回溜达。当病变涉及脊髓受损时，病情会变得更加复杂和严重。

**健康小贴士**

体力劳动者在劳动之余可以做做以下几种颈部保健操，不但可以缓解颈部疲劳，同时能缓解周身的疲顿。

（1）探仰头式：下巴靠近胸部，姿势不变保持5秒，把头缓缓后仰，同样保持5秒，恢复正常姿势，连续做2～6次。

（2）转动肩关节式：肩关节由前到后连续做画圆运动，然后反方向由后至前连续做画圆运动，重复做4～6次，注意速度不要过快。

## “泡吧”一族最易招惹颈椎病

精彩的电子游戏，网络中虚拟的世界，使很多网民深陷其中不能自拔。他们在网吧内长期低头伏案上网，极易引起颈部关节囊、韧带等松弛乏力，出现慢性劳损加速颈椎的退变，最终诱发颈椎病。

网吧的环境对颈椎健康也极为不利。网吧长时间开放冷气，不良的冷风刺激易导致脊椎动脉供血不足，一旦此状态没有及时纠正，就非常容易引起“微血栓”，导致颈部肌肉痉挛、神经水肿，颈肩部酸痛，头颈活动受限制；此外，泡吧的人长时间在电脑面前静坐不动，也会加快颈椎退变过程，引发颈型颈椎病。

近几年，随着智能手机的普及，无论是在马路上，还是公共场所的休息处以及电梯内，低头看手机的人随处可见，这种现象要引起注意，特别是在马路上看手机造成的不良后果不是少数，这也是颈椎病发病的原因之一。

**健康小贴士**

颈椎病患者虽然可通过做一些颈部运动来缓解症状，但是在没有专业人员指导下随意推拿、按摩和牵引会适得其反，加重病情。所以，建议颈椎病患者不要轻易地去按摩，因为虽然大力按摩后，短时间内身体感觉较舒服，但是症状很快会重新出现，而且这些方法对已经严重病变的颈椎没有任何益处。

## 开车族，小心颈椎病

开车确实给我们带来了便利，但长期以车代步，也使颈腰疾病缠上开车族。

为什么长期开车的人容易患颈椎病呢？原因很简单，因为开车时要全神贯注，精神紧张，身体、颈部长期固定在一个姿势，颈部肌肉长时间处在紧张的状态，且颈椎间盘也处在高压的状态，再加上长时间处在相对封闭、狭小的车内空间，人的血管会处于紧绷状态，因此导致颈椎承受着巨大的压力。长此以往，容易使得局部血液循环不畅，导致颈部肌肉僵硬、疼痛，并伴有手麻、头晕、头痛、心悸、精神欠佳，甚至出现安全事故。

此外，人开车时始终注视着一个方向，易致颈部肌肉痉挛，使颈椎间关节处于不正常的位置，发生颈椎微错位，压迫、刺激神经，出现头、肩、上肢等疼痛、发胀，颈部肌肉痉挛等。如果开车时的座椅调节得不够好，还会进一步影响坐姿，使头部为看清路况而微微前伸，这样就会加重颈椎的负荷，时间长了，颈部就会出现病变。同样，因为经常急刹车而造成颈椎病的情况也比较常见。

所以，开车族一定要做好一些保护措施，注意保护好自己的颈椎：开车前一定要清醒，在睡眠充足的情况下再上路；开车时要尽量放松颈、肩部肌肉，避免过度紧张，否则肌肉内容易产生大量乳酸，乳酸过多易刺激颈、肩部从而产生疼痛；在夏季开车时，空调温度不宜调得过低，因为颈、肩部对风寒较为敏感，受风寒后容易导致颈部肌肉僵硬、疼痛，诱发颈椎病。此外应多开车窗换气，能不吹空调时则不吹；开车时如果感到颈部疼痛或头晕，应立即将车停到安全地带，保持均匀呼吸，休息片刻后再上路；改变座椅的前后位置与高低，将座椅调节到一个适合自己的位置，使整个脊椎的生理弯曲能充分依附在座椅靠背上；注意颈部的日常锻炼，坚持每天仰头60～100次，但这因人而异，瘦人可少做一点，胖人应该多做一点，切记不能间断。驾驶结束后可马上做一组头部后仰，对预防颈椎病很有好处。此外，已经患有颈椎病的开车族，平时应选用低一点、比较硬一点的枕头，多注意卧床休息。

# 爱美女性，要预防颈椎早衰

“爱美之心人皆有之”，爱美更是女人的天性，留一头乌黑秀发、穿高跟鞋等无一不是女性展现美的良机。但是，有利就有弊，这一切在带给女性魅力的同时也悄悄带来伤害，稍不注意，颈椎就过早地衰老了。

## 长发轻甩

一头秀发，万缕青丝，固然美不胜收，但因头发惹出的麻烦和病痛也不胜枚举。留长发者，喜欢将头发分开两半或垂到脑后，在学习或工作时，下垂的柔滑头发会随着头部的活动悄悄溜到面前挡住视线，于是就得把秀发恢复原位：有的简便地用手轻拨；有的快速地把头往后外侧轻抖——甩头发；有的动作夸张，要先稍低头，然后手向后理头发的同时，头发顺势向后外方转个圈。由于头发都爱滑在一侧，甩发的动作久而久之就变成习惯性的下意识动作。甩发是反复、长期、单侧的颈椎运动，容易使颈部劳损而引起病症。

## 过紧的内衣

使用窄带式的胸罩或尺寸偏小的胸罩，会使皮肤好像罩上了一层铁丝网，当人体连续活动时，上肢肩部肌肉不断运动，而胸罩则在肌肤的很小范围内频繁地摩擦，时间长了，就可使这些肌肉过度疲劳，因血液循环障碍而发生老化。此外，胸罩带过紧可压迫颈部肌肉、血管、神经，使其受累，可诱发颈椎病，产生上肢麻木、颈部酸痛、头晕、恶心等症状。

所以，在选购胸罩时，一定要注意大小适中，穿戴不宜过紧或过于狭窄。此外，要经常活动上肢，在肩部的位置移动吊带。睡觉时不要使用胸罩，在家不出门或不迎接客人时，也可以考虑少使用，这样可以解除或缓解其对胸部的束缚。如果出现上文中所述的不适症状，不严重时，可以做局部热敷和按摩。若症状加重或增多时，应去医院诊治，以免病情进一步加重。

## 漂亮吊带装

不少女士在夏季喜欢穿清凉漂亮的吊带装，然而长时间穿吊带装会给颈椎埋下健康隐患。长时间穿吊带装，不仅会因受寒诱发颈椎病，还会增加颈椎的负担，加重颈椎病。穿吊带装或低领衣容易使颈部受寒，特别是夏天常吹空调时，容易诱发颈椎病。同时，长时间穿吊带装，尤其是吊脖装，会使颈部不由自主地前屈，使颈部肌肉紧张、痉挛，日子久了，就会导致病变的椎体增生、韧带钙化等，刺激或压迫相邻的神经根血管，从而加重颈椎负担。

## 亮丽高跟鞋

鞋对健康的影响不可忽视，因为脚的神经几乎都与腰部神经相联系，穿上不合脚的鞋走路，脚会很快疲劳，那么支配脚的神经元——腰的相应部位也会随之疲劳，并通过脊髓传到大脑。从受力的角度来看，人在负重站立时，脚跟和前脚掌各承受一半的重量，其中拇趾又承担了前脚一半的任务。在行走时，拇趾和第二脚趾担负着主要的承重任务。将脚放在一双跟高、头尖、底硬的鞋里，特别是那种形似酒杯跟的高跟鞋，不仅改变了脚部承受体重的合理比例，使脚趾受到挤压，而且不能减轻因行走、跳跃而产生的冲击。长期穿高跟鞋，会令脊椎出现骨质增生或腰椎间盘突出的症状。最有效的预防措施就是尽量选择一双舒适的鞋。

## 呼吸道脆弱的人易患颈椎病

通常情况下，人们只知道颈椎病与长期低头屈颈导致椎间盘退变有关，然而，90%以上的颈椎病患者都不同程度地患有咽喉部炎症。

椎体前缘骨刺形成的颈椎病就是一种非常典型的情况。这类患者常感到吞咽痛、咽喉异物感、喉痛等不适症状。颈部除了有通到大脑的血管和神经，还有咽喉、气管、食管的通道。中小学教师、演员、化工厂工人等，由于工作需要，咽喉、声带长时间处于疲劳状态，或在空气污染的环境下长时间工作，都是颈椎病的易发人群。另外，吸烟、嗜酒等不良的生活习惯也增加了患颈椎病的风险。

研究表明，咽喉部炎症是颈椎病的重要易患因素之一，且其病程及程度都对颈椎病的发生有重要影响。这是因为颈椎和咽喉毗邻，两者之间的淋巴循环存在着密切联系。咽喉部的细菌、病毒等炎性物质，可扩散到颈椎部的关节及周围的肌肉、韧带、关节，让这些组织痉挛、收缩、变性，肌张力下降，韧带松弛，破坏局部的完整性和稳定性，最终导致颈椎病的发生。因此，咽喉对颈椎病的影响也是不可小觑的，一旦忽视，小病也会酿成大病。尤其是在儿童、青少年中常常会引起寰枢椎（第一和第二颈椎）的半脱位。

因此，日常生活中要注意保护咽喉，不吸烟，多喝水，避免过度饮酒和喝咖啡，少吃刺激性强的食物，积极预防上呼吸道感染，避免咽喉受损或感染发生炎症诱发颈椎疾病。如果出现咽喉炎症状，应及时诊治，早日减轻炎症，减少并发症，防止诱发颈椎病。

**健康小贴士**

这里介绍五种改善咽喉炎的办法。

（1）西瓜皮茶治咽喉炎。取西瓜皮250g，加入两大碗水，熬成一大碗，后加入少许冰糖，冷而饮之。

（2）舌根运动法治咽喉炎。咽喉炎致使咽喉肿痛、嗓子燥痒、吞咽存有异物感，可采取舌根运动法，能收到良好的疗效。即：闭口、舌尖抵牙齿，正转18次，反转18次，然后将口中唾液分三次咽下，早晚坚持各做一次。

（3）含生大蒜治咽喉炎。患慢性咽喉炎，使用口含生大蒜头，坚持数月，咽喉炎可除根。口含生大蒜头最好挑紫皮独头大蒜。开始辣得眼泪直流，口腔黏膜也生痛，可时含时吐，且不要将大蒜头光滑的外表咬破。

（4）按摩治咽喉炎。每天早起后，在左手掌心涂上3～4滴风油精，按顺时针按摩咽喉部位20～30次。2～3个月后，病情可大为好转，一年后基本康复。

（5）核桃治咽喉炎。取核桃10枚，去硬壳，不去衣，分早晚两次吃。15天为一个疗程。核桃具有润肺、化痰、止咳等功效。可治疗咽喉肿痛、咳嗽等疾病。

## 睡眠不当，疾病爬上你的颈椎

人的一生几乎有1/3的时间用来睡眠，所以，睡眠姿势对颈椎健康影响非常大。枕头过低、过高或睡觉时枕的部位不当，以及长时间采用不良睡眠姿势，并在睡眠时不注意及时调整，就容易造成颈椎旁的肌肉、关节、韧带的平衡失调，张力大的一侧容易疲劳而产生不同程度的劳损，当颈椎内外平衡被破坏时，就容易患颈椎病。

人在睡眠过程中姿势并不是固定不变的，刚入睡时常保持一种姿势，也很平静，但不久后就开始翻动，在整个睡眠过程中，体位可能变动20～60次。

从保护颈椎的角度来说，人最好的睡眠姿势应该是仰卧。因为仰卧的睡姿很好地顺应了颈椎的生理弯曲，对于保护颈椎健康大有裨益。或许，许多人会有这种观念，人的最佳睡姿是右侧卧睡，但是长期取一侧卧位，使颈椎侧弯，侧方受力失衡，久之亦会损害健康。睡眠体位不良，椎间盘内部受力不均，可使颈椎小关节和肌肉失去力学平衡，加速退变。如长时间躺在床上或侧卧在沙发上看电视，使颈椎长时间处于屈曲状态，颈后肌肉及韧带超时负荷，可引起劳损。当然，不管是仰卧还是侧卧，最终还要取决于个人习惯以及自身的健康状态，有呼吸系统、心脏疾病的人就不适合仰卧位。

第三章

*Baituo Jingzhuibing*

# 颈椎病该如何预防

颈椎病越来越年轻化，给人们的生活带来诸多不便和痛苦，让人们越来越意识到预防颈椎病的重要性。事实上，预防颈椎疾病是非常简单而有效的。

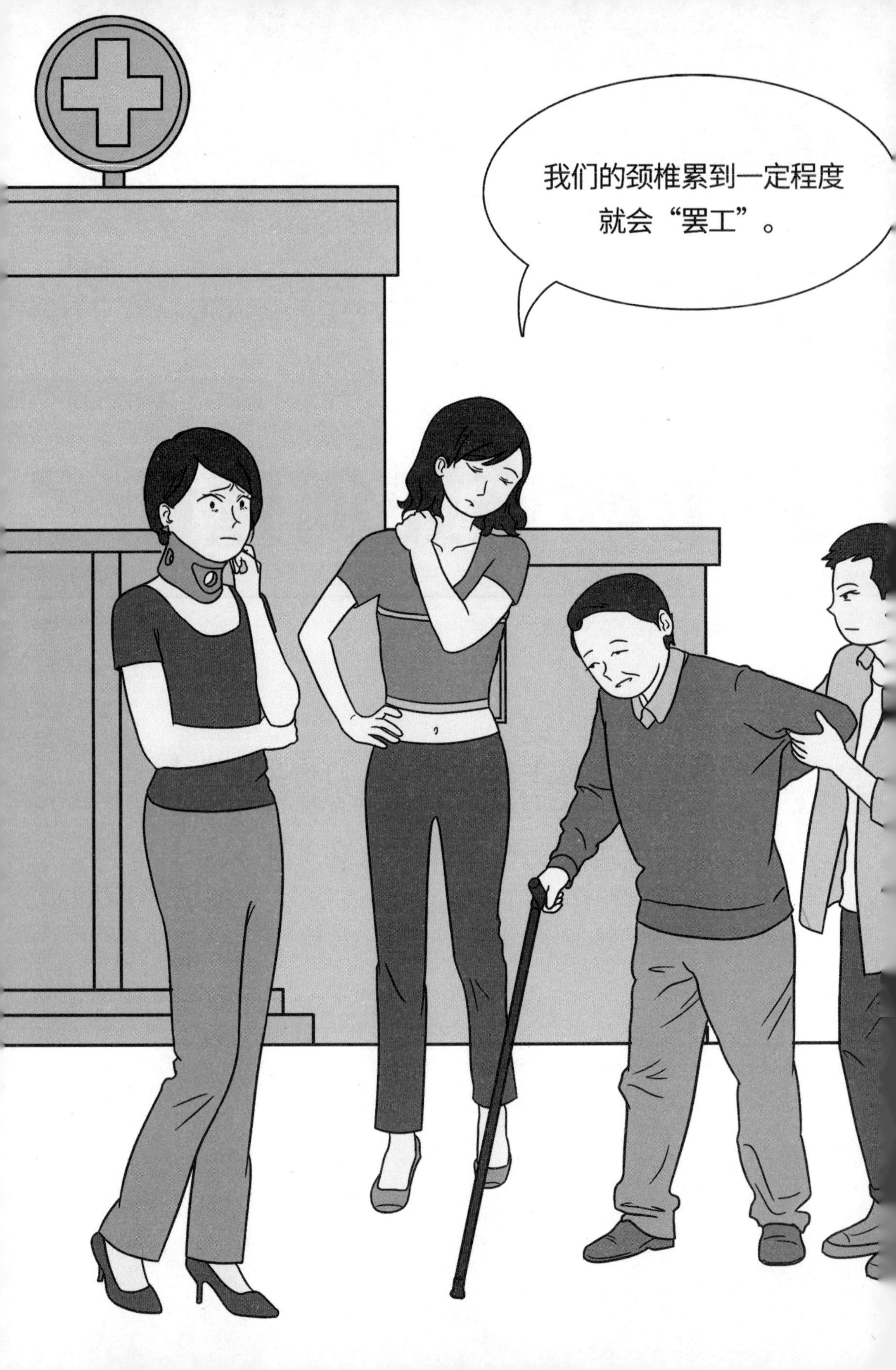
我们的颈椎累到一定程度
就会“罢工”。

# 颈椎病预防越早越好

颈椎病已不再是办公室白领或者中老年人的“专利”，越来越多的人跨入颈椎病的行列。临床显示，许多初、高中学生因紧张头痛、失眠、神经衰弱而就诊，这些患者中，颈部检查都存在着颈肌紧张、挛缩现象，甚至有颈肌钝厚，小关节移位，等等。

初、高中学生因为学业负担重，长时间地处在伏案状态下，坐姿不正确，而中间的体育活动又少，加上经常使用电脑，有些学生还沉迷其中，可想而知，这种状况造成颈肌及其他软组织的损害非常严重，以致颈部承受过重的负荷而引发颈椎病。而稍年长一些的人群则是因为工作或生活娱乐久坐电脑前不动，致使颈部肌肉疲劳和损伤，影响颈椎稳定性。年轻患者出现颈椎病时，会感觉颈部酸痛、头颈灵活性下降、眩晕易疲劳、记忆力差、精神不济等。这一群体如果防治不当，将来颈椎病的发展进程比一般中老年患者更快，程度更重。

随着信息时代的到来，智能手机的普及让越来越多的人步入了“低头族”的行列，这也成为颈椎病的一大诱因。

颈椎病的危害比较大，易导致肩颈臂疼痛、四肢麻木无力、眩晕、耳鸣、视物模糊等，严重者甚至会导致瘫痪，影响正常的工作和生活。

不管我们现在的生活条件怎样，对于颈椎病还是要及早地做好准备，而不是等到疾病侵袭我们的身体时才采取措施，到那时候就晚了。因为根据这类病情的特点来看，这类疾病在治疗的时候有一定的难度，所以还是要趁早预防。

# 预防颈椎“生病”的七种方法

“颈椎”在头和颈之间，承上启下，承担着巨大的压力，然而颈椎却极其弱小，且易受多方因素的影响，所以为预防颈椎“生病”，下面特介绍七种方法。

## 保持好心情

研究表明，长期压抑感情，遇事不外露，多愁善感的人容易患神经衰弱，神经衰弱继而影响骨关节及肌肉的休息，长此以往，颈肩部容易疼痛。所以，保持颈椎健康的第一要务，就是经常保持乐观向上的好心情。

## 保持良好的生活习惯

日常生活中应注意保持头颈正确的姿势，不要偏头耸肩，看书、操作电脑时要正面注视，保持脊柱的正直。

**（1）调整好站姿。**正确的站姿应该是：站立时全身的重心主要支撑于脚掌、足弓上，即收腹挺胸；双肩撑开并稍向后展；双手微微收拢，自然下垂；下颌微微收紧，目光平视，头顶如置一碗水或一本书；后腰收紧，骨盆上提，腿部肌肉绷紧、膝盖内侧夹紧，使脊柱保持正常生理曲线。从侧面看，耳、肩、髋、膝与踝应处于一条垂线。随着呼吸的调节，应找到一种在微微的绷紧中放松的自信、自如的感觉。正确的站姿可从背贴墙面开始训练，每天早、晚各一次，每次15分钟，头上可放一本书。

**（2）走好每一步。**正确的走姿应该是在正确的站姿的基础上进行的。双手微微向身后甩。双腿夹紧，双脚尽量走在一条直线上。走路时脚跟先着地、脚掌后着地，并且胯部随之产生一种韵律般的轻微扭动。坚持练习三个月，正确的站姿、走姿将使你的颈椎、腰椎终身受益。

## 多做运动

少坐多动，能走路时不要骑车，能骑车时不要坐车。特别是有车一族和长期坐办公室的人员，每天要抽出一定的时间进行锻炼，尤其注意加强颈肩部肌肉的锻炼，如可做头部及双上肢的前屈、后伸及旋转运动。这些运动既可缓解疲劳，又能使肌肉发达，韧度增强，有利于颈椎的稳定性，增强颈肩顺应颈部突然变化的能力。另外，爬山、游泳对预防颈椎病的效果也比较好。

## 工作时要动静结合

长期低头伏案工作的人，要注意动静结合。工作时，每过一小时左右就要站起来做做工间操，活动活动四肢、颈椎，以此来消除颈部肌肉、韧带的疲劳，防止劳损。

## 注意生活中的小细节

生活中有许多细节在不经意间侵害人的颈椎，如常吹空调，乘车不注意，等等。所以平时要注意保暖，不要用电风扇和空调直接吹脖颈；乘车或运动时注意保护颈部，预防急拐弯、急刹车，避免突然转颈，不要长期使用高枕头。

## 要避免酗酒

酒精会影响钙质在骨上沉积，使人们易患骨质疏松症、骨质软化症，加速颈椎退行性改变。酗酒也会使人容易受伤，特别是颈部损伤。

## 食用补肾生髓的药材

在中医学中，牛筋骨、黑芝麻、熟地黄、山萸肉等具有补肾生髓功能。所以，可在医生的指导下合理地服用，以起到强壮筋骨，推迟肾与关节退变的作用。

# "床"是颈椎的高档享受区

人的一生将近1/3的时间是在床上度过的，所以"床"成为预防颈椎病不可忽视的环节。床上有两种东西对人的颈椎来说非常重要，那就是床铺和枕头。然而，很多人都忽视了这一点，要么随心所欲，怎么舒服怎么来，要么漠视床上的一切。既然床是预防颈椎病所不可忽视的，那么我们该挑选什么样的床铺和枕头，才能更好地保护多劳而又脆弱的颈椎呢?

## 床垫软硬要适度

过于松软的床垫会因为受到人体重量的压迫，而形成中央低、四边高的状态。这样，不仅增加了腰背部卧侧肌肉的张力，而且也势必导致头颈部的体位相对升高。常年如此，容易导致局部肌肉韧带平衡失调，将直接影响颈椎本身的生理曲线。床垫过硬，体重就会集中在两三个受力点上，容易压迫局部而影响血液循环，必须频繁地更换睡姿，以求调整，起床后会感觉周身酸痛。所以，预防颈椎病应选好床垫。

一般来说，合格的席梦思床垫可以根据人体各部位负荷大小的不同和人体曲线的特点进行改变与调整，达到维持人体生理曲线的作用。常见的木板床也可维持脊柱的平衡状态。木板床不能单独使用，应加床垫，太硬会使身体的受力受损，也会有不适感。棕绷床透气性好、柔软、富有弹性，对预防颈椎病有非常大的作用。但要注意的是，随着使用时间延长，编织的棕绳逐渐松弛，它的弹性就逐渐减弱。因此，使用棕绷床时要定期更换棕绳，以增强弹性。不主张用弹簧床。

## 用枕适当

枕头的高低软硬对颈椎有直接影响，最佳的枕头应该能支撑颈椎的生理曲线，并保持颈椎的平直。人在熟睡后，颈肩部肌肉完全放松，只靠椎间韧带和关节囊的弹性来维护椎间结构的正常关系，如果长期用高度不合适的枕头，使颈椎某处屈曲过度，就会将此处的韧带、关节囊牵长并造成损伤，从而造成颈椎失稳，发生关节错位，最终发展成颈椎病。这类患者常常表现为睡眠中或睡醒后晨起时颈项不适、落枕、头昏、头痛或顽固性失眠等症状。合理的枕头对治疗和预防颈椎病十分重要，是药物治疗所不能替代的，但应长期坚持使用。一个合理的枕头必须具备两项因素，即科学的高度和舒适的硬度。

**（1）科学的高度。**枕头最适宜的高度为9～10cm，但是具体尺寸还要因每个人的生理特征，尤其由颈部生理弧度而定。肩宽体胖者的枕头可略高一些，瘦小的人则可稍低些。习惯仰睡的人，枕头高度应以压缩后与自己的拳头高度（握拳虎口向上的高度为拳高标准）相等为宜；习惯侧睡的人，枕头高度应以压缩后与自己的一侧肩宽高度一致为宜。当然，无论仰睡、侧睡，能保持颈部正常生理弧度的枕头都是最理想的。

**（2）舒适的硬度。**枕头应该稍微柔软些，但也不能松软至毫无硬度可言。软硬适中的枕头一方面可以减少枕头和头皮之间的压强，另一方面又避免了不均匀的压强，使血液可从压力较小的地方通过。枕头只要稍有弹性即可，弹性过大会造成颈部肌肉疲劳和损伤。

此外，枕芯填充物也有一定的讲究。人们常用的有荞麦壳、蒲绒、绿豆壳等，其各有特点：①荞麦壳价廉，透气性好，可随时调节枕头的高低。②蒲绒质地柔软，透气性好，可随时调节高低。③绿豆壳不仅透气性好，而且清凉解暑，如果加上适量的茶叶或薄荷则更好。另外要注意的是枕席，枕席以草编为佳，竹席一则太凉，二则太硬，最好不用。

## 防治颈椎病，工作姿势至关重要

作为常坐在电脑前工作的上班族，你是不是感觉肩部、颈部、背部有酸胀疼痛之感呢？如果有，那你可要提高警惕了，这些都有可能是颈椎病的前兆。上班族由于工作需要，长时间保持一个姿势，使颈椎的一些部位处在紧张的状态下，各个神经、肌肉、软组织之间失去平衡，一些血管和神经受到压迫后，会出现炎症和疼痛。

一般认为，与颈椎退变关系最为密切而又直接的因素，是长期低头工作，即颈椎长时间处于屈曲位或某些特定的体位，以致椎间隙内压增高所引起的一系列问题。

“低头族”预防颈椎病应注意以下几点。

**（1）定期改变头颈部体位。**即对某种职业需长时间向某一方向转动或相对固定者，可每间隔一段时间向相反方向转动头颈。

**（2）定期远视。**当长时间近距离看物过久后，应抬头远视半分钟左右，待眼睛疲劳消除后再继续工作，这样有利于缓解颈椎的慢性劳损。

**（3）调整桌面或工作台的高度与倾斜度。**防止头颈部长时间处于仰伸状或屈颈状，原则上使头、颈、胸保持正常生理曲线为准。

**（4）工间活动。**任何工作都不应当长时间固定于某一种姿势，至少每小时能够全身活动5分钟左右。各人根据自身具体情况采取相应的活动方式，对颈椎及全身骨关节系统均有帮助。

**（5）正确的坐姿。**常见的错误坐姿有：久坐、耸肩、弓背、弯腰，或耷拉着脑袋。这些坐姿都使颈腰椎过分弯曲，颈背肌肉处于紧张状态，最终诱发或加重颈椎疾病。

正确的坐姿是：坐下时，身体应尽量拉近与工作台的距离，将桌椅高度调到与自己身高比例合适的最佳状态。腰部挺直，双肩依然后展，工作间隙可时不时地随呼吸自然地提肩。每隔5～10分钟应抬头后仰休息片刻，使头、颈、肩、胸处在一种微微绷紧的正常生理曲线状态，并尽量避免头颈部过度前倾或后仰；描图、绘图等专业设计人员可调整工作台倾斜10°～30°，以减轻端坐疲劳。臀部要充分接触椅面，可经常用椅背顶住后腰稍作休息。还要特别提醒在写作时有头部偏向的白领应注意纠“偏”，如一时改不过来，可每小时缓缓转动头部片刻以消除“偏颈”状态导致的肌肉疲劳。

**（6）不要用脖子夹电话。**有的人会用脖子夹着电话，这样可以腾出两只手来干其他的工作。然而，打电话时用脖子和肩膀夹着电话，对颈部和肩膀来说都是一个难度很高的动作。更为严重的是，一个电话通常要打几分钟甚至几十分钟，颈部如果保持这个姿势，势必会使一边的肌肉拉长而另一边肌肉收缩，以致肌肉疲劳，血管发生炎症，造成疼痛和痉挛。所以，应该尽量避免这种对颈椎损伤严重的姿势。

**健康小贴士**

工作之余，除了端正工作姿势外，还可采用揉耳的方式放松颈椎。

具体方法是：用掌根部的肌肉紧贴耳部做环形按摩，直到两耳发烫为宜，一日2～3次。这种方法是以手指代针刺激穴位，达到强身健体的作用。其中按摩耳朵内部代表颈椎的穴位，也可以帮助消除颈椎疲劳，减少颈椎病的发生。

## 乐观是预防颈椎病的“核心”

“体壮曰健，心怡曰康”，这是中国有关健康的传统说法。“健”是指身体强壮，“康”是指心情舒畅，“健康”两个字就包括生理和心理的两个方面。健康不仅是指生理和心理这两个方面，并且还需要两者完美协调。有研究资料显示：当代人类的健康长寿，15%取决于遗传因素，10%取决于社会因素，8%取决于医疗条件，7%取决于气候因素，而60%取决于自身的心态和行为。这正应了中国的一句古话“心平气和”。的确如此，只有“心平”才能“气和”，才能使人体的各项生理活动有序进行。心情对健康的作用非常大，对颈椎病的预防同样起着非常大的作用。

人体有着完善的自稳系统，能自动调节和协调人体内各项生理活动，它保障着机体各个部分新陈代谢的正常进行。心理失衡时，自稳系统受到冲击损害而失调，即产生所谓“心不平”“气不和”的现象，造成人体生理活动紊乱，新陈代谢失常，免疫功能下降。

恶劣的心境，还会促使机体分泌有害物质。它不但会使人衰老、生病、促使病情恶化，甚至会使人死亡。

心情对健康的影响至关重要，只有当你真正心情舒畅时，才会将自身健康美好的气质自内而外地散发出来。健康需要心情这块基石，只有在这块基石上添砖加瓦，健康才能达到完美的状态。而不良情绪可影响心、肝、脾的功能，导致气血运行不畅，血液循环不良，就易使颈椎病发作或加重。因此，多愁善感、心事重重的人易得颈椎病。并且，颈椎病发病后，不好的情绪往往会加重病情，而颈椎病加重或发作时，患者的情绪往往更不好，很容易激动和发脾气，颈椎病的症状也更为严重。

情绪不好会直接影响颈椎病的预后。所以，保持愉快的心情对预防颈椎病是十分必要的。良好的心智同样有利于人体其他疾病的预防和康复。

## 颈部肥胖藏有颈椎病隐患

颈部对人体的作用并不亚于头，它支撑着人的头颅左右晃动，可谓劳苦功高。然而，颈部与面部一样常年暴露在外，却往往遭到不平等的待遇，很少能受到面部那样的保养，而且由于结构的限制又不可能大幅度地运动，所以不仅容易衰老更容易堆积脂肪。因此，当人体其他部位还未衰老时，颈部已刻着衰老的痕迹。与此同时，颈部形态，也隐藏着疾病的先兆。一个人如果颈项肥胖，那么他全身必定也是肥胖的，因为肥胖的颈项是全身肥胖的表露。颈项肥胖，不仅仅是形态不雅，更重要的是它还会限制颈部的活动，影响到颈部的血液循环，或者促发颈椎骨质增生，诱发颈椎病。

脖颈肥胖，易引发颈动脉硬化。全身动脉硬化会严重危害三个脏器：冠状动脉硬化是心脏病的罪魁；脑动脉硬化是中风的祸首；颈动脉硬化则既容易诱发脑中风，又是诱发冠心病的危险因素。颈动脉硬化症状较轻时，转动脖子可压迫、扭曲颈动脉出现缺血性头晕、呕吐、恶心、复视、短暂的眩晕、肢体麻木等，严重时会诱发缺血性脑中风。据调查，这种颈动脉硬化比未硬化者患心脏病的概率要高出1倍，因此，脖颈的保健十分重要。采取包括皮肤呵护、颈肌和颈椎运动在内的综合保健措施，局部保健脖颈能全身受益。具体做法如下。

（1）在高温环境工作或天热时，颈部容易出汗，应及时清除颈部汗液；睡前在颈部涂抹护肤霜，能使皮肤柔软光滑。

（2）经常轻按脖颈，动作要轻柔徐缓，直到皮肤微红为止。

（3）利用工作的间隙多做颈部减肥操。方法是：首先，身体放松站立，两眼平视，做低头、仰头、侧转头、侧倒头和环转头部等练习，动作要缓慢柔和；其次，做引颈向上，头往上顶，默数20次为一组，每次做三组；最后，坐在椅子上，两手用适当力量扶住头部，做低抬、侧转头部练习，动作要徐缓，不能过猛过快。

健康小贴士

颈部是淋巴聚集的部位之一，适当进行颈部按摩，能起到减肥的作用，同时还能美化颈部线条。按摩时不要只按摩颈部。正确的按摩区域应该是从下颚以下开始，一直到胸以上的所有部位，包括耳后、后颈和副乳部位，并且还应经过锁骨，延伸到肩膀。

# 颈椎病随“四季”起伏变化

颈椎病与季节气候变化关系密切，特别是与风寒、潮湿等季节气候变化有着千丝万缕的关系。国内研究人员观察一组关节痛患者一年后发现：干、湿、冷、热和气压高低的绝对值与关节痛的发作关系不明显，但这些矛盾在相互运动中超过一定范围时，疼痛的发生率就会增高。在不同的季节，颈椎都会出现不同的状态。因此，随着季节和天气的变化，对颈椎的保养和治疗也应有所不同，这样才可降低颈椎病的发病率。

## 春季

春季的气候变化无常，早晚温差大，人体易受风寒侵袭，是颈椎病等关节疾病的高发期，很多颈椎病患者一旦受风寒的侵袭就容易引起颈椎酸痛或酸胀。这主要是因为在这样的天气里，寒冷刺激等因素会通过机体自主神经系统，引起皮肤、肌肉等血管舒缩功能失调，出现血管痉挛、缺血，局部组织供血不足等一系列变化，因此人就会感到酸胀不适。另外，颈肩部肌肉如果长时间处于紧张状态，造成肌肉痉挛导致局部缺血而产生急性炎症，这也是颈椎病的早期信号。长期的肌肉痉挛会使肌肉劳损以至于骨骼、软骨受损，导致颈椎退变增生，并会引发脑部供血、脊柱神经、睡眠等问题。

所以，春季应注意保暖，随着天气的变化适度增减衣服，避免颈部和肩部受凉；饮食上，可以适当吃些海带及动物肝脏，补充营养；在学习或工作中，间隔两小时应休息片刻，适当做些颈部、肩部和腰部的舒展活动。

## 夏秋季

夏天，人们长期用空调、风扇，且喜欢用冷水冲凉，这种冷凉的环境让颈椎的压力倍增。所以，一到秋季，颈椎病就变得更为严重。特别是有风湿病者对气候变化更加敏感，一到秋天，风湿病就易发作。因此，天气转凉时，风湿病患者要注意保暖、防潮，勤晒被子，穿长袖、长裤睡觉，阴天下雨尽量少往外面跑；要注意颈部保暖，多做颈部保健操，睡觉不要枕得太高（不超过15cm），少用软枕头。

## 冬季

冬季天气寒冷，如果颈部肌肉大部分暴露在外，容易受到冷空气的刺激，使局部肌肉保护性收缩。如此一来，颈部张力增高，容易出现颈部力量失衡，导致颈部肌肉紧张痉挛，进而压迫神经、血管，发生颈部疼痛。如果颈部已有病变，则更容易诱发颈椎病，所以要加强对颈部的保护。

**（1）注意保暖，特别是颈部。**使用厚的长围巾对脖子进行保暖，这样可以避免颈部受寒，消除颈椎病的诱发因素，减少颈椎病的发生概率。颈部保暖不仅可以避免颈部疲劳，而且可以避免头颈部血管因受寒而收缩，使脑部的血液循环减慢，对高血压、心血管病、失眠等都有一定的好处。

**（2）适当的运动。**如增强肌力和增强体质的锻炼，这些都可预防颈椎病的发生。

经常性户外活动及自然环境下的运动或锻炼，可使人体较好地适应、耐受所处环境中的各种气候变化，使之与周围自然环境尽快建立一定程度的平衡关系，这样就可使机体增加抵御不良自然环境致病的能力。

健康小贴士

在床上工作、学习同样是不良习惯，因为蜷缩在床上，颈部、腰部、腿部弯曲度不符合生理要求，时间长了会引发颈椎病和腰椎间盘突出等骨科疾病，还不利于腿部血液循环，易导致便秘。平时注意多运动，在工作和学习中，千万不要一个姿势坐到底。

# 预防颈椎病，切莫忽视“落枕”

有的人一觉醒来，觉得颈部疼痛而且活动受限。症状轻者起床只要做适当的颈部运动，疼痛便逐渐消失，重者颈痛越来越重，出现头晕、头痛、颈肩背痛、手臂麻痛等不适症状。这就是人们常说的落枕，是一种常见病。该病多发于青壮年，冬春季是多发季节。

落枕是颈椎病的一个信号，说明颈椎周围的韧带、肌肉急性损伤，如不加注意，反复出现将会失去维护颈椎关节稳定性的功能，称为“颈椎失稳”，椎关节已有发生“错位”的可能。继椎关节失稳、错位之后，可累及椎间盘，骨质增生加速，进而发展成为颈椎病。

预防落枕需注意以下四点。

**（1）选用符合生理要求的枕头。**仰卧时，枕头能保持颈曲的弧度，枕头边缘应保持弧形，不能呈斜坡形。

枕头高度要符合个人的肩宽需要。大致的标准是，仰卧枕高约一拳（根据个人自己的拳），侧卧枕高应为一拳加二指。

枕头不能太宽太轻，宽度最好在相当于肩至耳的距离即可，柔软度以易变形为度。

**（2）要注意避免受凉、吹风和淋雨。**晚上睡觉时一定要盖好被子，尤其是颈部两边被子要塞紧，或是用毛衣围好两边，以免熟睡时受凉，使风寒邪气侵袭颈肩部引起气血瘀滞、脉络受损而发病。

**（3）注意正确的睡眠姿势。**避免在极度疲劳时还没有卧正位置就熟睡过去。睡眠姿势以仰卧为主，左、右侧卧为辅。仰卧睡时枕头一定要能维持颈部的生理弯曲，使胸部在仰卧中保持呼吸顺畅，全身肌肉能较好地放松，这样还有利于加深睡眠深度。

**（4）要注意饮食平衡。**荤素合理搭配，多摄入富含维生素、微量元素、钙的食品，如新鲜的蔬菜、水果、奶制品及豆制品等。

健康小贴士

在手背侧，第二掌骨和第三掌骨之间，掌指关节后约0.5寸处，有一个穴位叫“落枕穴”。落枕穴是治疗睡觉时落枕的特效穴道，因而被命名为落枕穴。

落枕穴在手背上食指和中指的骨之间，用手指朝手腕方向触摸，从骨和骨变狭的手指尽头之处起，大约一指宽的距离上按压，有强烈压痛之处，就是落枕穴。用食指指腹或圆珠笔头（不是笔尖）按在此穴上，稍微用力刺激它，落枕的脖子便会变得轻松多了。

# 盲目节食，小心颈椎病

肥胖对许多爱美女性来说，就像是一个噩梦。许多人为了保持苗条身材，通常会选择节食来减肥。事实上，节食往往会打乱正常的饮食结构与平衡，只吃蔬菜和水果等素食，很容易造成钙质吸收障碍。因为减肥者避之不及的脂肪，正是身体摄取钙质等营养素的重要载体。盲目节食减肥不一定能为你塑造出窈窕的身段，但会让你的颈椎惹上麻烦。

**（1）节食“劫”走了钙。**不健康的饮食习惯，不正常的作息时间，沉重的工作与生活压力以及日渐污染的外界环境，等等，让很多人的身体承压。如果再盲目节食减肥，导致钙元素摄入不足的话，身体为了最大限度地保护自己，只好无奈地动用自身的存储，从骨骼中释放出大量的钙离子来维持健康。如果身体过度释放钙，很容易消耗骨本，从而导致骨质疏松、关节炎等骨骼疾病，影响骨骼的坚实度。对活动频繁的颈椎而言，一旦坚实度下降，自然容易受到损伤。

**（2）胶原蛋白的重要性。**人体骨骼含有多种成分，除了钙、镁、磷元素外，还有70%是胶原蛋白。很多人对钙、镁、磷元素耳熟能详，但对胶原蛋白的了解可能非常少。胶原蛋白是黏合钙不可或缺的物质，如果把身体的骨骼比作大厦，钙比作沙子，那么胶原蛋白就是水泥。身体吸收的钙必须依附在胶原蛋白上才可大量沉积于骨骼中。人体缺失胶原蛋白，就会导致钙流失，进而诱发骨质疏松。形象一点说，用来防洪的石笼倘若没有铁丝网的罩笼，再多、再大的石头，也会被洪水冲走。而有了铁丝网，就能把石头聚拢到一起，从而起到防洪的作用。胶原蛋白就像是能够罩笼住“石块”（钙）的铁丝网，可以最大限度地防止钙流失。

胶原蛋白会随年龄的增长而逐渐减少，而人体自身又不能高速合成胶原蛋白。一旦盲目节食减肥，就很容易降低身体中的胶原蛋白含量。在体内缺乏胶原蛋白的情况下，就算是坚持补钙，钙也会白白流失掉，骨质自然不断下降，长此以往，骨质疏松症便很容易找上门来，累及颈椎健康。

此外，人体的软骨成分几乎100%是胶原蛋白。一旦盲目节食减肥，导致体内缺乏胶原蛋白，自然容易造成软骨柔软度下降，使关节的灵活度降低。这对总是处在不断活动中的颈椎简直就是灭顶之灾。椎体间的软骨弹性不佳，当椎体运动时，其间的软骨磨损度势必会加大。而软骨的更新与修复又必须通过补充足量的胶原蛋白才能完成。如果你的身体已经处于胶原蛋白匮乏中，又如何能起到更新与修复软骨的功效呢？

如果椎骨间的软骨受损，不仅意味着关节将受损（健康的关节有软骨包围，能防止骨与骨之间的直接摩擦，一旦软骨受损，自然会造成骨与骨发生直接摩擦，损害关节），还将压迫神经，产生疼痛、麻木、四肢无力、眩晕，甚至产生不同程度的瘫痪等颈椎病症状。

### 健康小贴士

成年人应该每天摄取不低于1200kcal热量和1000mg的钙质。如果既要兼顾减肥，又要摄取足够的钙质，则需改变饮食习惯。

（1）选择新鲜天然的蔬菜、水果，少吃加工食品。

（2）选择富含钙质的食物，如牛奶、乳酪等奶制品，金钩虾、虾皮或豆腐、豆干等豆制品，海带、紫菜、绿叶蔬菜、芝麻，等等。

（3）动植物同煮，增加钙质吸收。钙质在人体肠道中吸收，平均吸收率为20%～30%。利用动物性食物搭配植物性食物烹调，则可增加钙质的吸收率。

（4）不要饮用太多咖啡或含咖啡因的饮料，如可乐、巧克力、茶等，这些都会增加尿中的钙排出量。

# 第四章

*Baituo Jingzhuibing*

# 运动是良药，轻松改善你的颈椎病

颈椎病是由于颈椎“老化”或慢性劳损引起的，运动可以改善这些情况。相对于“外力”，很多疾病都需要强健自身的体魄，加强肌肉训练以增强“内力”。要注意的是，对于已经得了颈椎病的人来说，运动要慎重，适当的活动是可以的，但一定要在医生的指导下进行。

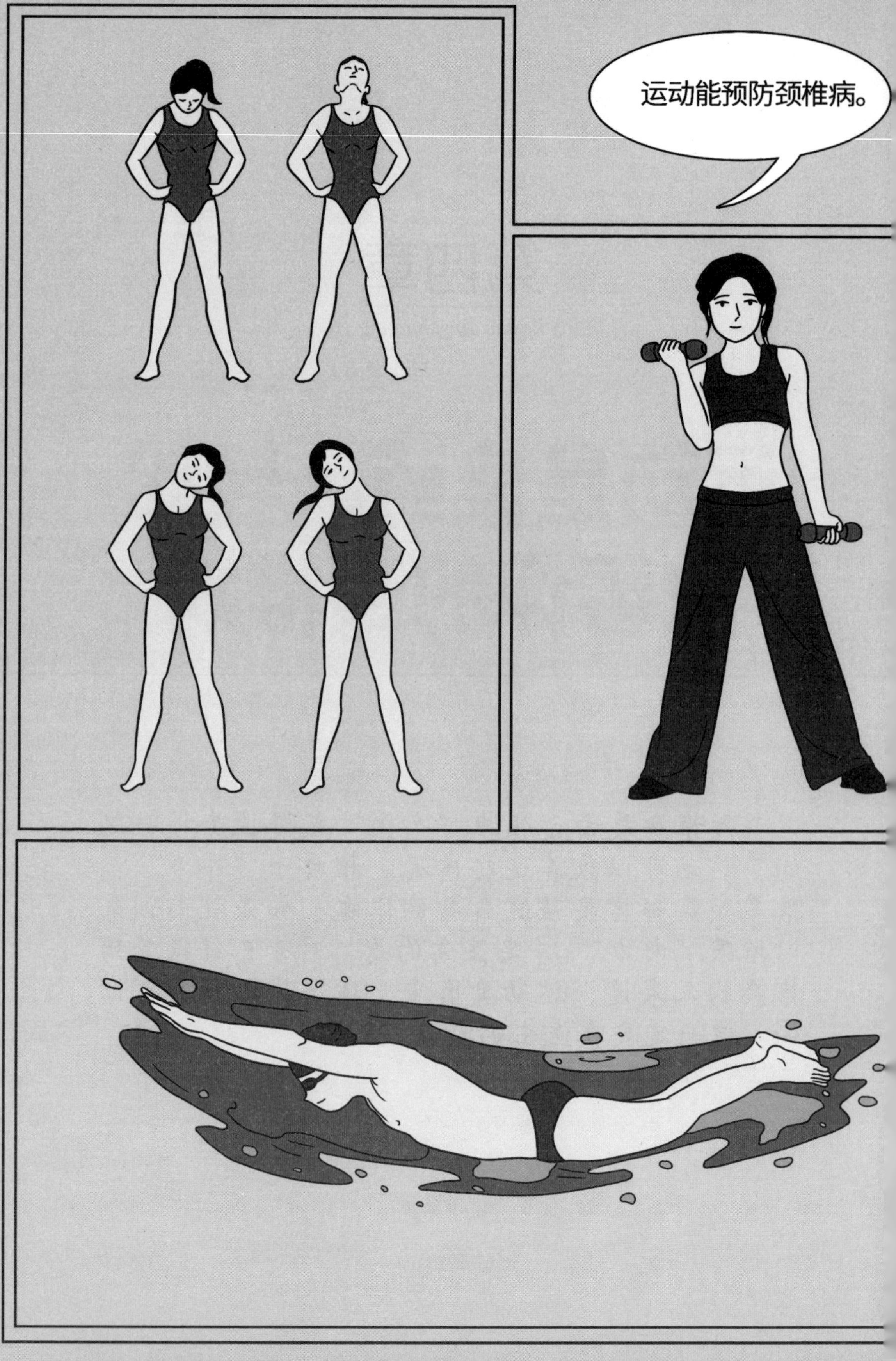
运动能预防颈椎病。

## 体育锻炼缓解颈椎疼痛

人的颈椎上连头颅，下接躯体，支配着颈部、躯干及四肢的许多活动。人全身的肌肉呈放射状，所以经常进行体育锻炼可以改善颈部肌肉韧带的供血，使肌肉韧带更加强壮，增加骨密度，预防骨质疏松，也可以缓解颈椎疼痛，甚至减少颈椎病的发生。

下面介绍7个能缓解颈椎疼痛的小运动。

**体放松。**端坐在座位上，浑身放松，眼微闭，摒除杂念，闹中求静，呼吸自然深长。

**头侧屈。**头用力向一侧屈，感到有一些酸痛时，停止片刻，然后再向另一侧屈，同样停止片刻。

**头绕环。**头部先沿前、右、后、左，再沿前、左、后、右用力而缓慢地旋转绕环。练习中常可听到颈椎部发出响声。这个动作有助于增强颈部肌肉。

**肩耸动。**肩部是连接头部的重要部位，但平常肩部活动机会不多。耸肩活动有三种：一是反复进行一肩高耸，另一肩下降；二是两肩同时向上耸动；三是两肩一上一下向前后环绕颈部旋转。

**体侧转。**坐姿，上体缓慢地轮流向左或右侧转动。

**腿抬伸。**坐姿，小腿伸直用力向前抬起，脚面绷直，停止片刻，放下，再抬。假使可能，也可臀部离座，浑身尽可能伸展，停止片刻，还原后再伸。

**膝夹手。**两手握拳，拳眼相触夹在两膝间，然后两膝从两侧用力挤压两拳。

只要能解除肌肉痉挛，使椎间隙增大，减少椎间盘压力，减轻对供应脑部血管的刺激以及相对神经的压力，减轻炎性水肿的体育锻炼，都可以对颈椎病起到一定的治疗作用。

上述动作最好在颈椎病缓解期进行，不适合急性发作期的颈椎病患者和已有脊髓症状者。

### 健康小贴士

由于山地车车架的特殊构造，骑山地车也是一种缓解颈椎病痛的有效运动。山地车车座和操作控制梁的角度是71°～74°，这种状态下，人们的双手握在车把上，上身呈前倾状，为了看清前方的路，头一般都会向上仰起。这样的姿势，一方面使得头、肩、颈部，乃至背部的肌肉被拉伸，有助于缓解肌肉紧张。肌肉一旦放松，便能有效促进周身的血液循环，惠及头颈。另一方面，头部向上仰起的骑车姿势，正好可以与“埋头屈颈”的动作相对抗，因此能起到反向治疗的作用。

骑山地车时要注意：骑车的场地最好选择环境优美的平地，可以有适当的转弯，速度依个人习惯而定。每次骑车不要超过1小时，每周2～3次。

# 医疗体操对颈椎病的康复作用

体育疗法在康复医学和临床医学中占有重要的地位。通过体育疗法，可以有效消除颈部软组织粘连，提高肌肉韧带的弹性和力量。

体育疗法的作用就在于通过适量的运动来提高大脑皮层的紧张度，恢复其内在的平衡，提高防治疾病的能力。通过有针对性的颈部康复疗法，可以形成多肌群的联合运动，拉开椎间隙，恢复正常的生理弧度，扩大关节的活动范围，消除粘连，解除肌肉痉挛。另外，颈部康复疗法还可以促进颈部的血液循环，改善周围组织的营养，加速炎性物质的吸收，缓解对神经根和脊髓的压迫，从而解除症状。

由于颈部韧带和肌肉是维持颈椎稳定的一个重要因素，通过适当的体育疗法，可以加强颈部肌肉的力量，从而提高颈椎的稳定性，降低受损害的概率。因此，坚持体育疗法，不仅有助于颈椎病的康复，而且有预防颈椎病的作用。

为了促进颈部肌肉关节功能的恢复，常用的体育疗法主要是医疗体操，包括器械运动和徒手操两类。器械运动主要是依靠器械的牵拉力、重力，惯性作用或杠杆作用，来增强肌肉力量，扩大关节活动度，松解组织粘连，来训练平衡身体的协调功能，等等；而徒手操则不需要任何器械，单单通过体操的方式，进行活动。

医疗体操在实施过程中必须遵循循序渐进、由易到难的原则。活动量及活动范围也需要逐渐增加，不能在短时间内活动量过大或活动范围过广。在进行医疗体操时，还应注意配合呼吸，这样会大大提高疗效。

◇两手叉腰，头部轮流向左右旋转，动作要缓慢，幅度要大，当达到最大限度时停顿片刻，以牵拉粘连颈部的肌肉、韧带及关节囊，左右重复8～12次。

◇两手掌交叉置于胸前，然后尽量上举，同时头部向后仰，眼睛注视手背，同样重复8～12次。

◇两肩自然下垂。颈部尽量向上拉伸，并持续片刻，放松后再重复此动作8～12次。

◇头部向左侧屈曲并向右旋转，目视上方，然后再向右侧屈曲并向左旋转，目视上方，左右各重复8～12次。

◇两手交叉置于头后，头颈用力向后，两手用力阻止其后伸，持续片刻，放松后重复6～10次。

◇耸右肩使肩膀接近右耳朵，放松后再耸左肩，向左耳朵靠拢，再放松，然后两肩同时上举来接近耳朵，重复6～10次。

◇重复做头部旋转动作，先逆时针方向旋转，再顺时针方向旋转。注意动作要缓慢，幅度自小而大，重复6～8次。

◇颈项部按摩。两拇指按两侧太阳穴及风池穴数次，然后用手掌按摩颈部两侧数次，重复6～8遍。

在实施过程中，每两项颈部体操之间可穿插一节上下肢或躯干的体操运动，以免连续运动使颈项部疲劳不适。开始的时候可以仅选择上述的几节进行操练，适应后再逐渐增加，以每天操练1～2次为佳。

**健康小贴士**

颈椎病患者一般会有颈项疼痛、头晕等症状，因此，在进行体育疗法的体操运动时速度不宜太快，应缓慢进行，以免加重损伤或出现猝倒。由于颈椎病大多因长期埋头工作导致，颈椎会变直甚至呈反弓状，要尽量少做头颈部前屈运动。

## 体育锻炼治颈椎病的禁忌

颈椎病患者进行体育锻炼的目的，在于扩大颈部活动范围、增强关节生理机能和颈部肌肉力量，缓解颈背部肌肉痉挛，改善局部血液循环，消肿止痛。适当运动还可以使颈椎的椎间孔和椎间隙扩大，缓解对神经系统和血管的压迫与刺激，减轻临床症状，减少患者痛苦。不过，颈椎病患者在运动时也有一些禁忌，如果忽略这些禁忌，颈椎病将加重。以下的一些禁忌，颈椎病患者在体育锻炼的过程中应多加注意。

（1）任何原因的发热患者，都不宜运动。

（2）安静时脉搏每分钟超过100次。

（3）收缩压高于16.0kPa（120mmHg），. 伴有自觉症状。

（4）舒张压低于13.3kPa（100mmHg），伴有自觉症状。

（5）心功能不全，伴有心源性哮喘、呼吸困难、全身水肿、胸腹水。

（6）近期（10日内）有心肌损害发作。

（7）患有冠心病、近期内有心肌梗死者，严重心律失常。

（8）在安静时有心绞痛发生。

（9）高龄体弱者及体质特别虚弱者。

（10）脊髓型颈椎病及颈椎管狭窄、神经根型颈椎病急性发作期不宜进行体育锻炼。

此外，由于每个人的年龄、体力、病情等因素的不同，在进行体育锻炼时，应特别注意运动量的大小。颈椎病是一种退行性改变疾患，超负荷的活动不仅会加速或加重颈椎的病理改变，而且易引起外伤或发生意外，尤其脊髓型颈椎病更应注意运动量的大小。颈性眩晕病患者进行侧转和旋转运动时，易加重眩晕症状。所以，对此类患者来说，侧转和旋转动作宜少做、慢做甚至暂时不做。手术以后，因恢复和愈合的基本条件之一是局部稳定制动，故在术后3个月内，禁止进行过多的颈部运动，尤其是颈椎前路椎体间及后路大块骨片架桥植骨和人工关节植入患者，更不宜进行过多的运动，且一定要在医师指导下进行锻炼。

**健康小贴士**

体育锻炼是治疗颈椎病的重要手段之一，尤其适合于症状较轻和处于恢复期的患者。但在具体进行中，应先在医师或治疗人员的指导下，明白注意事项后才可进行体育锻炼；而且应注意观察病情的变化，若病情加重且无其他原因，应暂时停止运动，并由医师再次检查，明确原因后，做进一步处理。

## 不宜采用体育锻炼疗法的颈椎病类型

体育锻炼可以加强颈部肌肉的力量，增加颈椎的稳定性和改善局部血液循环，适用于大多数的颈椎病患者，对颈椎病的预防和治疗起着非常重要的作用。但体育锻炼并不是对所有颈椎病患者都适用。对于脊髓型颈椎病、食管型颈椎病和椎动脉型颈椎病患者来说，体育锻炼往往达不到目的。

神经根型颈椎病发病人数最多，占颈椎病的50%～60%，大部分可以用非手术疗法，但该类型患者急性发作期应停止体育锻炼，把卧床作为其最根本的治疗手段。

脊髓型颈椎病是由于各种原因引起颈椎管的管径变小而使脊髓受到压迫，脊髓在椎管内缓冲间隙缩小，若锻炼方法不当，还可能使症状加重。

食管型颈椎病是由于颈椎体前缘的骨刺形成压迫食管而引起吞咽困难，所以体育锻炼无法减轻其症状。这种特殊类型在临床上少见，发生的机制也简单，因此治疗也是比较单一的。

颈性眩晕是由于交感神经受刺激或颈动脉受压或刺激而引起其供血不足所导致的，在锻炼时若不加注意，进行剧烈的旋转练习则有可能引起大脑暂时性供血不足，导致晕厥。

总而言之，并不是所有的颈椎病患者都能进行体育锻炼。颈椎病患者在体育锻炼以前必须先请医生进行明确的诊断，问清楚自己目前的病情是否适合锻炼，可以进行哪些锻炼。千万不要自己盲目锻炼，这样不仅达不到效果，而且还可能加重病情。

这里简单介绍几种颈椎病的治疗方法。

## 脊髓型颈椎病的治疗方法

脊髓型颈椎病是颈椎病类型中最严重的一种，治疗时应慎重。规范的脊髓型颈椎病的治疗方法有以下几种。

（1）用中药棒轻刮整个颈背部，以竖脊肌、肩胛骨周围的肌肉为主。

（2）拔罐，与中药棒轻刮的位置相同。注意，绝对禁止对颈椎施加任何暴力手法疗法。

（3）弹拨脊柱两侧的肌肉。

（4）矫正腰椎的生理曲度，注意不是矫正颈椎，这一点非常重要。

（5）枕头的选用要合适。

（6）停止锻炼，最好严格卧床（姿势不限）。

（7）中西药物的应用作为辅助治疗。

（8）在专科医师的诊治指导下做出明确诊断，必要时应及时进行手术治疗，以免延误治疗时机。

## 食管型颈椎病的治疗方法

手术切除椎体前缘的骨赘，即可解除对食管的压迫。

## 交感神经型及椎动脉型颈椎病的治疗方法

常见的保守治疗主要有牵引治疗、物理治疗和诊断性治疗。

（1）牵引治疗就是通过牵引力和反牵引力之间的相互平衡，使头颈部相对固定于生理曲线状态，从而使颈椎曲线不正的现象逐渐改变，但其疗效有限，仅适于轻症患者。在急性期禁止做牵引，以防止局部炎症、水肿加重。

（2）物理治疗就是应用自然界和人工的各种物理因子，如声、光、电、热、磁等作用于人体，以达到治疗和预防疾病的目的。

（3）诊断性治疗包括颈交感神经封闭、高位硬膜外封闭，一定要在专科医师指导下进行。还可用戴颈围领的方法作诊断性治疗。

（4）诊断明确，非手术治疗效果不佳且症状较重而影响工作生活者，可行手术治疗。

# 持之以恒做颈椎保健操

学习并持之以恒地做颈椎保健操，对防治颈椎病有非常重要的意义。那么，颈椎保健操有哪些作用呢？

颈椎保健操治疗颈椎病的机理主要是通过头部和上肢的活动，达到颈、肩、肘和手指关节的滑利，改善这些部分软组织的血液循环和神经调节功能，改善肌肉及其他组织的氧化和还原过程，松解这些部位软组织的粘连及痉挛，改善和恢复颈、肩、臂和手指的活动功能。

患者通过颈椎保健操自我锻炼，还可以调整椎体各关节的紊乱，解除肌肉筋膜痉挛，恢复小关节位置，消除局部炎症；解除椎动脉丛和颈交感神经压迫刺激；阻止椎体边缘代偿性增生，从而达到治疗的目的。

颈椎保健操具有预防、辅助治疗和减少颈椎病复发等功效，能提高综合治疗效果。目前，临床上单用或合用颈椎保健操治疗颈椎病取得了较好的疗效，颈椎病患者可运用此方法进行治疗。

颈椎保健操不但可以调动患者自我调节能力、增强体质，而且能调身养息，从而预防疾病，达到身与心的完美结合。颈椎发生退变的病理基础是一个慢性老化的过程，在这一过程中，坚持不懈地做颈椎保健操能取得非常好的效果。

下面介绍一些练习颈部操的小方法，这些方法简单易行，但要达到防病治病的目的，必须持之以恒。

（1）头中立位，前屈至极限，回复到中立位；后伸至极限，回复到中立位；左旋至极限，回复到中立位；右旋至极限，回复到中立位；左侧屈至极限，回复到中立位；右侧屈至极限，回复到中立位。动作宜缓慢，稍稍用力。锻炼时，有的患者颈部可感觉到响声，如果伴有疼痛，应减少锻炼的次数或停止锻炼；如果没有疼痛，则可以继续锻炼。

（2）头中立位，双手十指相叉抱在颈后，头做缓慢的前屈和后伸运动，与此同时，双手用力做对抗头的运动，以锻炼颈椎后侧的肌肉力量。

## 五步疗法，步步为营

颈椎病是一个慢性老化的疾病，体育锻炼治疗效果明显，如果运动得当还没有任何不良反应。现总结了以下5种方法，称为“五步疗法”。

**第一步**：以颈棘上韧带为中轴线，自上项线向下及两侧，寻找压痛敏感点（阿是穴）和皮下结节为治疗点，并予以标记；亦可依据X线片，在颈椎体后缘骨质增生部位，于椎体棘突间旁开1.5cm处为进针点，做好标记，一般一次选择1～2点。

**第二步**：患者反坐在椅子上，双手上下交叉放在椅背上，前额靠在手背上，项背部充分暴露，常规消毒局部皮肤，将配好的镇痛液（1%～2%利多卡因2～5ml加维生素$B_{12}$注射液500μg、地塞米松0.5～1mg），局部皮下及深层注射。

**第三步**：术者戴无菌手套，左手拇指、食指切压治疗点皮肤。右手持微型针刀，刀口线与肌纤维、血管、神经走行相平行，先压于皮肤上，逐渐用力，当手下有坚硬感时，用力迅速刺入到达治疗部位，先纵行剥离，有松动感后，再横行剥离2下，出针刀。创口盖以无菌纱布，用胶布固定3日。

**第四步**：术者以拇指按、压、揉、拔、推等手法对局部推拿5分钟，再协助患者用力将头前屈、后伸，达到极限时停顿5秒。随后行头颈部拔伸，术者站在患者背后，双手分别在患者颈项两侧，拇指顶在风池穴上，其余四指托住两侧下颌下方，两前臂尺侧压在患者双肩上，两手用力向上，两前臂下压，反方向用力拔伸颈椎，同时缓慢左右转动患者的头3～5次，然后再前后左右摆动5次。对有小关节错位的患者，要用手法整复。对椎间关节失稳的患者，手法要轻缓。对脊髓型颈椎病、颈椎管狭窄、后纵韧带或黄韧带肥厚骨化患者禁用此法。

**第五步**：教给患者颈部医疗体操，嘱其自行坚持锻炼，每日2次，每次20分钟。1次治疗不愈者，5～7天后再行下一次治疗，3次为一个疗程。

五步疗法的优点有哪些？

（1）治疗时间短，每次治疗只需几分钟，5～7天1次，一个疗程3次，此方法可让患者避免天天就医的烦琐。

（2）痛苦少，该疗法主要为物理疗法，基本无毒副作用，配合镇痛液，多数患者无痛苦感。

# 徒手医疗体操保颈椎

在传统医学中，有一种保护颈椎行之有效的方法，那就是徒手医疗体操。具体操作方法介绍如下。

## 与项争力

**预备姿势**：双肘屈曲，双手十指交叉置于后枕部，双足分立。

**动作**：①头用力后仰，双手同时给头一定的阻力，维持数秒钟。②还原成预备姿势。重复12～16次。

## 回头望月

**预备姿势**：双足分立，双上肢自然下垂。

**动作**：①双下肢膝关节微屈，上体前倾45°，并向右后旋转，头随旋转向后上方做望月状，左手上举置于头后，右手置于背后，维持数秒钟。②还原成预备姿势。重复之前的动作，但方向相反。左、右各重复6～8次。

## 托天按地

**预备姿势**：双足分立，双上肢自然下垂。

**动作**：①右肘屈曲，手掌心向上提起，再翻掌向上托出，伸直手臂，左手臂微屈，左手用力下按，头同时后仰，向上看天，维持数秒钟。②还原成预备姿势。重复之前的动作，但交换左、右手。左、右交替，重复6～8次。

## 前伸探海

**预备姿势**：双足分立，双手叉腰。

**动作**：①头颈前伸并转向左下方，两眼向前下视，似向海底窥探状，维持数秒钟。②还原成预备姿势。重复之前的动作，但方向向右。左、右交替，重复6～8次。

## 伸颈拔背

**预备姿势**：双足分立，双手叉腰。

**动作**：①头顶部向上伸，如头顶球状，维持数秒钟。②还原成预备姿势。重复12～16次。

## 金狮摇头

**预备姿势**：双足分立，双手叉腰。

**动作**：头颈放松，缓慢做大幅度颈椎环转动作，依顺时针和逆时针方向交替进行。各反复6～8次。

这一套徒手医疗体操不需要专门的器械，很适合在工作余暇和家中进行。

要注意的是，虽然徒手医疗体操对颈椎病的预防有很好的作用，但对于已得了颈椎病的患者要慎用，因为该病以“养”为主，不主张“练”，尤其是不适当的动作更要避免。

**健康小贴士**

运用徒手医疗体操的技术因素：

（1）调节运动量的一个方法是选择不同幅度的动作。

（2）由于徒手医疗体操动作的方向不同，练习所产生的效果也不同，为了全面地锻炼身体，选择动作时，要考虑到各个方向。

（3）改变动作的频率，可以增大或减小肌肉工作的强度。

（4）动作速度的改变，可以影响肌肉工作的负担量。

（5）动作节奏通过强弱、用力和放松的交替，不仅可以使动作的协调性和韵律感得到提高，而且有利于掌握动作和提高效率。

## 哑铃锻炼为颈椎形成保护圈

哑铃是一种用于增强肌肉力量训练的简单器材。它一般是用于肌力训练，肌肉复合动作训练。因运动麻痹、疼痛、长期不活动等导致肌力低下的患者，可利用哑铃的重量进行抗阻力主动运动，训练肌力。哑铃可训练单一肌肉，如增加重量则需多个肌肉的协调，也可作为一种肌肉复合动作训练。所以，举握哑铃对保护颈椎也有一定的疗效。

下面是哑铃体操的具体操作方法。

**（1）头侧屈转。**两腿分立与肩同宽，两手持哑铃下垂，头颈部慢慢向左侧转动，达到最大范围，再向右侧转到最大范围，左右交替，各反复6～8次。

**（2）屈肘扩胸。**两腿分立与肩同宽，两手持哑铃自然下垂，两臂平肩屈肘，同时向后扩胸。反复12～16次。

**（3）斜方出击。**两腿分立与肩同宽，两手持哑铃屈肘置于胸两侧，上体稍向左移，右手持哑铃向左前斜方出击，左右交替，各反复6～8次。

**（4）直臂前后摆动。**两腿前后分立，两手持哑铃下垂，左右上肢伸直同时前后交替摆动，重复6～8次，两腿互换站定位置，同时摆动6～8次。

**（5）侧方出击。**两腿分立与肩同宽，两手持哑铃屈肘置于胸两侧，左手持哑铃向右侧方出击，左右交替，各反复6～8次。

（6）**上方出击**。两腿分立与肩同宽，两手持哑铃屈肘置于胸两侧，右手持哑铃向上方出击，左右交替，各反复6～8次。

（7）**耸肩后旋**。两腿分立与肩同宽，两手持哑铃下垂，两臂伸直向下，两肩用力向上耸起，两肩向后旋转并放下，各反复12～16次。

（8）**两肩后张扩胸后伸**。两腿分立与肩同宽，两手持哑铃下垂，两肩伸直外旋，两肩后张，同时扩胸，各反复12～16次。

（9）**伸臂外展**。两腿分立与肩同宽，两手持哑铃下垂，右上肢伸直由前向上举，左右交替，重复6～8次。

（10）**头前屈后仰**。两腿分立与肩同宽，两手持哑铃下垂，头颈部前屈，尽可能达到最大范围；头颈部向后仰达到最大范围，重复6～8次。

（11）**头部旋转**。两腿分立与肩同宽，两手持哑铃下垂，头颈部沿顺时针方向旋转一周，再向逆时针方向旋转一周，重复6～8次。

以上动作要轻柔，旋转动作因人而异，每天可做1～2次。

## 游泳游出颈椎“美”

人在游泳时，全身都处于紧张状态，其上肢、颈部、肩背部、腹部及下肢的肌肉全体参与，并能有效促进全身肌肉的血液循环。尤其是蛙泳对颈椎病的治疗效果更加明显。因为蛙泳时呼气低头划行，吸气头颈部平行于水面向后上扬起。头颈一低一仰的状态，有助于颈椎的功能锻炼，可以全面活动颈椎的各个关节，从而有效地缓解颈椎周围肌肉等软组织的劳损。游泳时上肢用力划水，还可以使肩关节周围和背部的肌群得到锻炼。

游泳是治疗颈椎病的有效运动治疗方法之一，它所起的作用有以下几个方面。

### 增强心肌功能

人在水中运动时，各器官都参与其中，耗能多，血液循环也随之加快，以供给运动器官更多的营养物质。血液循环速度的加快，会增加心脏的负荷，使其跳动频率加快，收缩强而有力。经常游泳的人，心脏功能极好。

## 增强人体抵抗力

游泳池的水温通常为26～28℃，在水中浸泡散热快，耗能大。为尽快补充身体散发的热量，以供冷热平衡的需要，神经系统便快速做出反应，使人体新陈代谢加快，增强人体对外界的适应能力，抵御寒冷。

## 减肥

游泳时身体直接浸泡在水中，水不仅阻力大，而且导热性能也非常好，散热速度快，因而消耗热量多。它是保持身材最有效的运动之一。

## 健美形体

游泳是利用水的浮力俯卧或仰卧在水中，人在游泳时会感到全身松弛而舒展，身体得到全面、匀称、协调的发展，肌肉线条也十分流畅。在水中运动有别于地面上的运动，它减少了骨骼运动时的冲击力，降低了骨骼的劳损概率，骨关节不容易变形。水的阻力可增加人的运动强度，但这种强度，又与陆地上的器械训练不同，是很柔和的，不会长出很生硬的肌肉块，可以使全身的线条流畅，优美。

## 加强肺部功能

呼吸主要靠肺，肺功能的强弱由呼吸肌功能的强弱来决定，游泳是改善和提高肺活量的有效手段之一。

## 护肤

人在游泳时，水对肌肤起到了很好的按摩作用，促进了血液循环，使皮肤光滑有弹性。此外，在水中运动时，大大减少了汗液中盐分对皮肤的刺激。

**健康小贴士**

虽然游泳的好处很多，但仍有一些人不适合游泳治疗法，如四肢活动有困难，或患有严重的心脏、脑部、肺部疾病的人，不能利用游泳治疗颈椎病。另外，颈椎病患者还要注意不要受凉，这点很重要，因为受凉后会加重病情。要注意游泳时间不要过长，以1小时左右为宜，不要游得太累，中途适当休息一下，也可适当补充体力，游一段时间后可上岸吃点零食或喝点水。

# 练太极拳可治颈椎病

太极拳是一项大家比较熟悉的运动，深受中老年人的喜爱。常规的理疗和按摩牵引等只注重脊柱病变的治疗，而忽视了周围韧带及肌腱的调理，导致病情时轻时重。太极拳中的太乙拳有许多动作可解此忧，它的道理在于，太乙拳招式辗转环绕，腰随胯转，肩胯相对，旋胯拧膀，久练可以舒筋活血，通经活络，使受损的脊柱和肌腱、韧带逐渐恢复弹性，并且对颈、腰椎椎骨治疗会有意想不到的效果。练太极拳是一个能够放松心情，同时对颈椎又有很好疗效的运动，简单易学，建议大家多学习。

## 太极拳治疗颈椎病的招式

起式双脚分开与肩同宽，双臂慢慢向前抬起，双臂向上伸直后，掌心向前慢慢向下至腹部，与肩同高时开始双腿马步下蹲，手臂再使暗劲向前推一下。

## 动作要点

手臂向上吸气，向下呼气；手腕放松，眼睛盯手；马步不宜太低，根据自身情况而定。

# 第五章

*Baituo Jingzhuibing*

# 颈椎病的科学治疗

脖子发硬、发僵、疼痛，头晕，恶心，肩膀沉重、变硬，上肢无力麻木，步态不稳……颈椎病引发的诸如此类的痛苦症状折磨着人们。被痛苦折磨的人们尝试了运动、手术、药物、牵引等多种治疗方式，但哪种才是最好的、最适合自己的呢？这需要先了解再做决定。

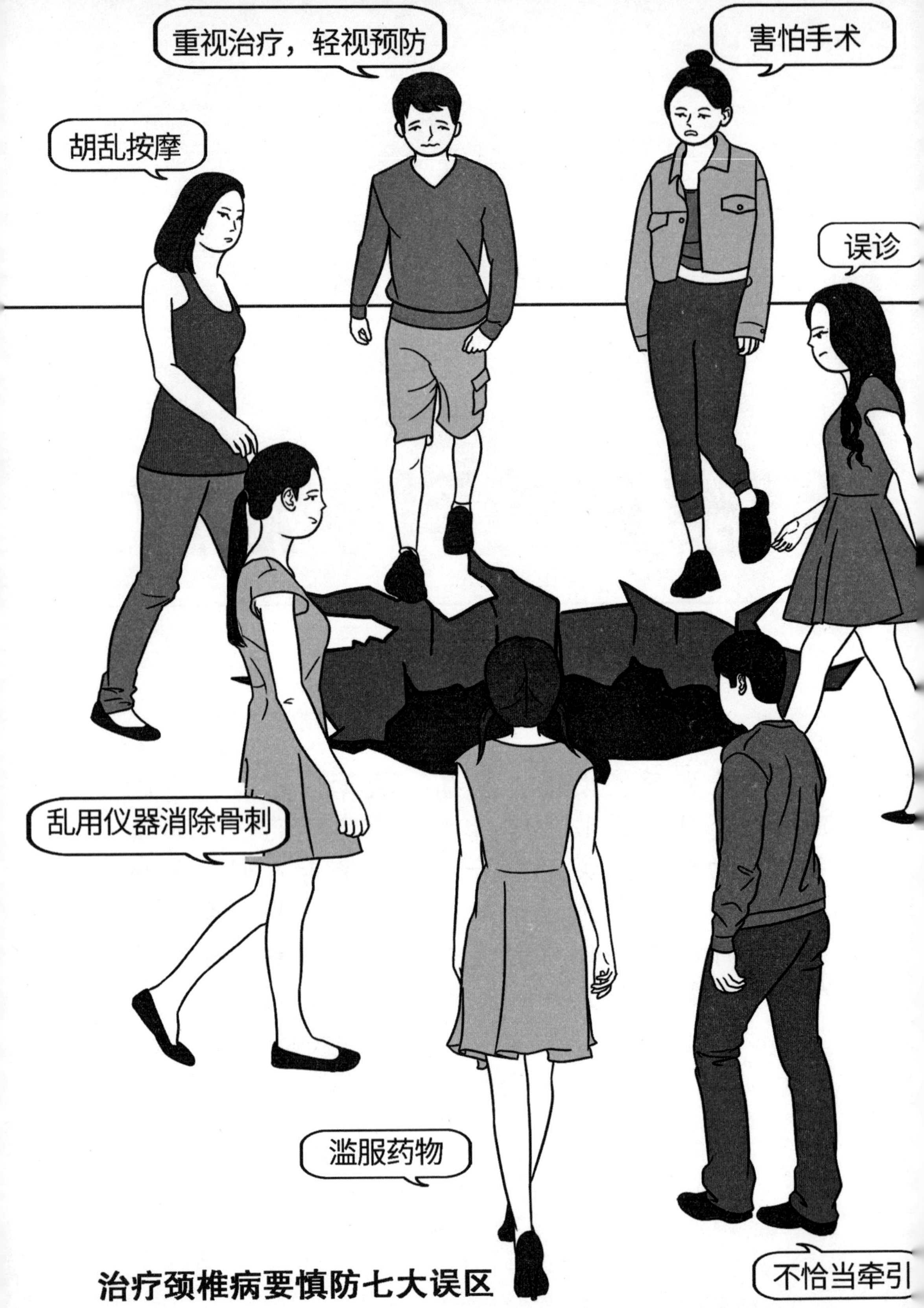


**治疗颈椎病要慎防七大误区**

# 不同类型颈椎病的治疗原则

颈椎病的临床表现比较多样，在诊断治疗上也比较复杂，也不可能有某一种药物或某一种治疗方法适用于所有的颈椎病，而是根据不同类型及不同的临床表现，其治疗方法各有差异。

## 颈型颈椎病

颈型颈椎病是最常见的颈椎病类型。急性发作时俗称落枕，多因睡眠时位置不妥、受寒或者颈部突然扭转或长期伏案工作等原因而诱发。一般来说，其临床症状（如疼痛等）明显，但在影像学上的改变不明显。

**治疗原则：**

**（1）一般治疗。**急性期应注意卧床休息，配合局部热敷、颈固定。

**（2）物理治疗。**可采用微波治疗、超微波照射疗法等。

**（3）药物治疗。**常选用非甾体类抗炎药，如扶他林、安定；急性期可用糖皮质激素及其他对症的中西药物。

**（4）局部阻滞疗法。**在压痛最明显处用局麻药和倍他米松进行局部浸润阻滞。

**（5）症状缓解后，坚持做颈背肌的锻炼（如“燕飞”动作）。**

## 神经根型颈椎病

该类型颈椎病主要是由于颈脊神经根受压或受刺激所致，是颈椎病中发病最多的一种类型。

**治疗原则：**

**（1）一般治疗。**理疗、电刺激、中西药物疗法。急性发作期一定要卧床，并给予少量激素（地塞米松20mg/d）脱水和神经营养药物。

**（2）颈椎牵引治疗。**牵引重量视个人身体状况而定，健壮或肌肉发达者一般为8～10kg，体质较弱者为6～8kg。时间一般为20～30分钟，10次为一个疗程。

**（3）神经阻滞疗法。**可采用椎旁神经阻滞、椎间孔阻滞、星状神经节阻滞及颈部硬膜外腔阻滞疗法等方法，均能起到满意的止痛效果。

**（4）手术治疗。**大多数的神经根型颈椎病可以用非手术疗法治疗，少数症状重，影响正常工作、生活，非手术治疗无效者可考虑手术治疗。

## 脊髓型颈椎病

该类型颈椎病仅占颈椎病中的10%左右，但是症状较重，后果比较严重。

**治疗原则：**该类型颈椎病不宜进行牵引及按摩，多主张尽早采取手术治疗，仅少数患者可在医生的严密观察指导下进行非手术治疗。

## 交感神经型颈椎病

交感神经型颈椎病是由于退变的颈椎骨刺压迫或刺激了椎旁的交感神经，或颈椎不稳等因素引起的自主神经功能紊乱的颈椎病。

**治疗原则：**

**（1）一般治疗。**多需采用综合治疗，包括牵引、按摩、物理治疗等。短期佩戴颈围领10～14天可作诊断性治疗。

**（2）神经阻滞疗法。**椎旁交感神经阻滞、椎间孔阻滞、星状神经节阻滞及颈部硬膜外腔阻滞疗法等方法均有较好的临床疗效。因此，这些方法也常常作为诊断性治疗。

**（3）手术疗法。**对经系统的非手术治疗无效且严重影响日常生活和工作者，可选用此方法，但也应慎重。

## 椎动脉型颈椎病

由于颈椎骨质退变，尤其是钩椎关节增生压迫椎动脉或刺激椎动脉周围的交感神经丛，使椎动脉痉挛，管腔狭窄，造成椎—基底动脉供血不足，引起一系列的临床症状。

**治疗原则：**

**（1）一般治疗。**多需采用综合治疗，包括牵引、按摩、佩戴颈围领、中西药物、物理治疗等。

**（2）手术疗法。**对非手术治疗无效并严重影响日常生活和工作者，可谨慎选用。

**（3）神经阻滞疗法。**可采用痛点阻滞、椎旁神经阻滞、椎间孔阻滞、星状神经节阻滞及颈部硬膜外腔阻滞疗法，可缓解疼痛、改善症状。

# 治疗颈椎病的有效方法

颈椎病是一种以退行性病理改变为基础的疾患，包括颈椎骨关节炎、增生性颈椎炎、颈神经根综合征、颈椎间盘突出症、颈椎椎管狭窄、后纵韧带骨化等病理现象。下面就介绍一些目前治疗颈椎病的方法。

## 颈椎病的外科疗法

颈椎病的治疗方法可分为非手术疗法及手术疗法两类。目前对于颈椎病的治疗，许多医学专家主张采用非手术疗法，只有少数病例需手术疗法。其中的微创疗法，有小针刀、银质针、射频消融、水针刀、弧光刀、激光椎间盘减压等，可针对颈椎病的不同类型采取不同的治疗方法，应在专科医师的指导下选择。

## 手法按摩推拿及牵引疗法

这是中医治疗颈椎病的主要方法，其治疗作用是能缓解颈肩肌群的紧张及痉挛，恢复颈椎活动，松解神经根及软组织粘连来缓解症状。颈椎椎管狭窄（包括后纵韧带骨化）、脊髓型颈椎病患者应慎用或禁用。

## 理疗

在颈椎病的治疗中，理疗可起到多种作用。一般认为，急性期可用普长阴离子透入；疼痛减轻后用超声波、碘离子透入，感应电或其他热疗。

## 药物治疗法

药物对颈椎病能起到直接治疗的作用。除了西药外，中药也有一定的作用。对急性期的神经根症状及脊髓损害的患者可用激素及脱水、神经营养药物，中药等。舒筋活血、活血化瘀的药物常也被应用。对疼痛患者应适当应用非甾体类药物和镇痛药物，还可选择应用止痛剂、镇静剂、维生素（如维生素$B_1$、维生素$B_{12}$）、血管扩张剂及中草药等，对早期症状的缓解有比较理想的效果。

## 温热敷

此种治疗可改善血液循环、缓解肌肉痉挛、消除肿胀以减轻症状。具体方法为：用热毛巾或热水袋局部外敷，最好是用中药熏洗方法来热敷。

## 中药蒸汽浴治疗

1.药物渗透力作用。中药煎煮后，其有效成分以离子形式存在，更容易渗入皮肤。

2.改善微循环。在熏蒸过程中，皮肤温度升高，毛细血管扩张，血液循环加快，能促进关节肿胀消退、促进组织再生。

3.温热作用。降低皮肤末梢神经兴奋性，缓解肌肉痉挛和僵直，减轻和缓解关节疼痛。

## 激光针刀治疗

利用光效应、热效应和电磁效应在针刀基础上集激光、针灸、针刀于一体的综合性治疗，是治疗风湿类疾病、骨病的特色疗法。该疗法以光纤针刀为载体，让激光直接进入病灶部位，可改善局部血循环、抑制神经系统、修复组织生物调节，同时利用激光针刀实施闭合性微创手术：剥离粘连、疏通阻滞、流畅气血、松解肌肉，能迅速止痛、消炎，为风湿类疾病、骨病提供了一种有效的新疗法。

# 手术治疗，你不可忽视

大部分颈椎病用非手术治疗是有效的，只有少数颈椎病才需手术治疗。决定手术治疗前，医生和患者都应了解手术所能解决的问题。患者及家属应充分了解手术的风险。医生也应向患者及家属交代术前、术后需注意的事项。

颈椎病的手术治疗分为颈椎前路手术和颈椎后路手术，由手术医生来决定患者需要颈椎前路手术还是颈椎后路手术。

以下是颈椎前路手术的注意事项。

**（1）术前准备。**①让患者练习及适应在床上大小便；②将患者的气管、食管向健侧反复牵拉至中线，以适应术中的牵拉暴露，以使其在手术进行过程中能很好地配合。

**（2）麻醉。**可选用长效丁哌卡因局部浸润麻醉或全麻。

**（3）体位。**取仰卧位，肩部垫软枕使头颈略向后仰，头颈两侧放置小沙袋。

**（4）切口。**常规消毒铺巾后，择颈前右侧横切口，既便于术者操作，又不易误伤喉返神经。在右锁骨上3横指处，自胸锁乳突肌中点至颈中线左侧，长5～7cm。

**（5）显露。**横切颈阔肌，向上下方游离深筋膜，向外侧牵开胸锁乳突肌及血管、神经鞘，向左侧牵开包括甲状腺、气管和食管在内的内脏鞘。用手指朝椎体前方钝性分离，直达椎体。插入深部拉钩可使椎体前缘充分暴露。

**（6）定位。**将长注射针头插入预计的椎间盘内，深约1cm。拍X线片或电视X线机透视定位，明确病变和插针的部位，确定手术的部位。

**（7）植骨。**切除间盘，左髂骨取骨，将其塑成相应大小植入椎间隙，根据病情需要也可放入椎间融合器、钛钢或人工椎间盘，再放置钛板加螺丝钉内固定，如椎间置入人工椎间盘则不再用钛板固定。因为这种方法属于非融合性手术，目前髂骨取骨的方法已不常用，植骨块可用其他材料取代。

颈椎后路手术主要是椎管扩大术，由于涉及椎管，干扰脊髓，出血较多，但其优点是暴露清楚，后方减压比较彻底。近年来颈椎后路手术有了很大改进，更加精准，出血亦较少，内固定方法也有很大改进。

在手术过程中，要注意以下事项。

**（1）及时观察血压、呼吸和脉搏。**颈椎后路手术若出现呼吸困难，多系局部血肿压迫或局部水肿反应所致，尤其是上颈段，应立即采取相应措施，并准备气管插管和呼吸机。

**（2）头颈部体位。**应取头低脚高位仰卧3天，同时于头颈两旁各放置一只沙袋以固定头颈部。根据手术对颈椎稳定性的破坏程度及植骨方式等，可选用塑料颈围领，术后2～3天即可下地行走，颈围领用2～3周即可。必要时，在行椎管扩大术的同时，可做侧块钢板内固定，或椎管螺丝钉内固定，后者的技术性高，要慎重选择。

**（3）防治脊髓水肿。**颈椎后路手术对脊髓干扰较大，有一部分患者由于手术刺激，脊髓本身及周围组织易出现水肿反应，特别是术后24小时内，可于术中及术后静滴地塞米松、甘露醇、高渗葡萄糖、呋塞米等脱水药物，连续用药5～7天。

**（4）预防感染。**可全身应用广谱抗生素2～3天，同时注意保持伤口清洁。如果切口愈合良好，5天即可拆线。

**（5）预防肺部及尿路并发症。**对于不能行走的患者，术后由于卧床时间较长，较容易出现肺部及尿路并发症，应加强护理，如雾化吸入、翻身拍背、膀胱冲洗及定期更换导尿管等，必要时可全身应用抗生素。

**（6）其他。**如定期拍摄X线片、术后的康复治疗等，根据病情变化及具体情况采取相应措施。

**健康小贴士**

手术后初期，可在医护人员的帮助下，隔2小时翻一次身，翻身时要注意保持头颈、脊柱成一条直线，不可扭转，同时要轮换平卧及左、右侧卧位。

# 颈椎病常用药物与功用

得了颈椎病如果内服药物，药物一般通过肠胃吸收、消化、分解，最后通过血液循环输送给局部，药物需要通过层层屏障才能到达病灶部位，因此到达时药效已所剩无几。

目前，药物治疗的主要对策仍然是对病因治疗和对症治疗。通常有：解痉镇痛；活血、扩张血管，改善微循环；改善脑细胞代谢，提高大脑的抗缺氧能力；消除水肿或脱水；促进神经组织的能量供应。但这些药物治疗也只属于对症治疗，可以减轻疼痛，却不能从根本上解除病因。

**非甾体类消炎镇痛药**：这一类药物能起到消炎镇痛的作用，主要针对神经根受到刺激引起的损伤性炎症。常见药物有芬必得、扶他林、西乐葆等。

**使肌肉松弛的药物**：这类药能缓解肌肉的痉挛，解除对脊髓、神经、血管的刺激，加强止痛的效果。在这类药中，妙纳就是一个比较好的选择。妙纳是一种口服片剂，每次服50mg，每天3次。

**镇痛剂**：对疼痛剧烈的患者，除了用非甾体类消炎镇痛药外，还应加用吗啡类镇痛药，如曲马多缓释片、氨酚羟考酮，以减轻患者痛苦。急性期疼痛可用甘露醇，或七叶皂苷钠加地塞米松，起到消炎止痛的作用。

**改善脑部血流供应的药物**：常用的药物有维脑路通片、维脑路通注射液、尼莫通片、尼莫通注射液、脑通片、脑通注射液、舒脑宁、都可喜。这些药物的具体用法如下。

维脑路通片：每次0.2g，每天3次口服。维脑路通注射液：0.4g，每天1次静脉点滴。尼莫通片：每次30mg，每天3次口服。尼莫通注射液：10mg，每天1次静脉点滴。脑通片：每次10mg，每天3次口服。脑通注射液：4mg，每天1次静脉点滴。舒脑宁：也有改善脑细胞代谢、增加氧利用率、减少脑血管阻力和增加脑血流量的作用，常用剂量为每次2～5mg，每日2 次。都可喜：可以增加脑部供血，每次1片，每日1次。

**神经营养药**：神经营养药对任何一种类型的颈椎病都有治疗意义。如甲钴胺、腺苷钴胺、神经妥乐平、复合维生素B等。加减四物汤可起舒筋活血、活血化瘀的作用。

**中药热敷**：用祛风、活血、通络、止痛的中药，如当归、接骨木、桂枝、红花、路路通、川羌活各50g，五加皮、虎杖根、络石藤等各100g，放在布袋内用蒸笼蒸，待水烧开15分钟后取出来，置于颈部热敷30分钟。

**外用剂型的药物**：这类药物对一些颈痛、颈部僵硬等有一定疗效。如波菲待液体药膜（布洛芬的外用剂型）、扶他林乳膏等，每天涂抹患处3～5次，可以起到消炎止痛的作用。

这里要提醒的是，如果你患有颈椎病，一定要先确定类型，然后再进行相应的治疗。

## 健康小贴士

脱水剂是一种可以消除急性神经根炎症水肿的药物，对颈椎病急性发作期椎间盘突出有缓解作用。常用的有以下三种药物。

（1）20%甘露醇：脱水的作用较好，常用作静脉滴注，每次250ml，每日1次，重者8～12 小时1次，必须加压快速滴入，20分钟内滴完，慢滴疗效差。

（2）地塞米松：静脉滴入，每日20mg，用3～5天。

（3）呋塞米：利尿作用较强，使用时需注意保持水和电解质的平衡。常用20mg进行肌肉注射，每日1次；或20mg口服，每日2～3次。

## 颈椎病的按摩推拿疗法

推拿疗法不需要吃药、打针，借助推拿医生的双手和简单器械在身体的一定部位或穴位，沿经络循行的路线、气血运行的方向，施以不同的手法和力度，达到治疗的目的。

推拿有助于舒筋通络，缓解疼痛和麻木，加宽椎间隙、扩大椎间孔，恢复椎体和小关节滑脱，缓解神经压迫，缓解肌肉紧张和痉挛，有利于颈椎活动。

颈椎病病变部位常常在软组织、骨骼，特别是颈椎周围的肌肉或筋膜，经穴位和手法牵引按摩的多重作用，可有效改善其症状，消除治疗中的不良反应，此方法简便易行，易于被患者接受，且无毒副作用。

虽然推拿按摩对治疗颈椎有良好的效果，但推拿不当可致病。原因是在脊椎的24块“零部件”上，每一块上都有6个关节。因此，人可以向6个方向旋转。而脊椎发生静态损伤后，这些“零部件”就会逐渐离开原本的“工作岗位”，形成错位。因为几乎所有从脑部出发的神经都经脊椎到达人体各个器官，一旦有一小块“零部件”错位，压迫到附近的神经、血管等软组织，就会影响到相关器官和部位的信息传递、血液循环，进而影响器官的运作，使人体出现腰腿疼痛、胸闷恶心、心慌失眠、视力下降、头晕耳鸣、手臂麻木等症状。

许多人喜欢到按摩机构按摩自己僵直的脖子和酸疼的腰，但是不专业的脊椎按摩可能会使脊椎关节错位更加严重，还有可能导致更严重的后果。专业的脊椎按摩师在为患者进行按摩治疗前一定会问清楚患者是否有过脊椎骨折、肿瘤、结核等脊椎按摩的禁忌证。如果有以上禁忌证仍然接受按摩，或者按摩师的手法不正确，就有可能使脊髓受到压迫、破坏，使患者高位截瘫甚至死亡。事实上，询问是否有禁忌证这一步，往往被非专业的按摩师所忽略。

另外需要注意的是，颈椎病患者在急性期或急性发作期应禁止推拿，否则会使神经根部炎症、水肿加重，疼痛加剧。颈椎病伴有骨折、骨关节结构紊乱、骨关节炎、严重的老年性骨质疏松症等也不适合按摩。另外，颈椎椎管狭窄（包括后纵韧带、黄韧带骨化）、脊髓型颈椎病患者也应禁用推拿。因此在使用此法前一定要做相关的检查。

**健康小贴士**

按摩推拿之所以能治疗颈椎病，是由以下两个基本作用原理决定的。

一是通过手法的生物力学原理，作用于人体一定的解剖部位（包括一些特定的穴位），纠正人体解剖关系的病理改变，恢复人体正常的解剖关系，以达到治疗的目的。此类方法主要用于筋骨损伤等外伤类疾病中骨折、脱位、筋跳槽、骨错缝等的治疗。

二是使用手法于患者的经络及穴位（也包括一些特定的部位），通过对经络、穴位的作用，调整人体的气血、阴阳及脏腑功能。上述两种作用是密切相关的，尤其是在治疗筋骨损伤的外伤性疾病时，不能仅仅着眼于解剖位置的纠正，而应同时调整经脉、气血和脏腑功能。

# 颈椎病的饮食疗法

## 颈椎病饮食疗法原则

从中医的角度来说，颈椎病患者可分为风寒湿痹阻者、气滞血瘀者、痰湿阻络者、肝肾不足者、气血亏虚者。食疗是治疗颈椎病的一个重要方法，但中医对颈椎病的分型很多，所以不同的类型需有不同的食疗方法，不可混用。下面是基本原则。

食疗治疗颈椎病除遵循一般饮食原则，如搭配合理、营养均衡、饮食有节、饥饱有度、清洁卫生外，还要辨证进食。如风寒湿痹阻者可食葛根、狗肝菜、干姜、樱桃；气滞血瘀者可食用蛇肉、黄鳝，适量饮酒；痰湿阻络者可食梨、扁豆、赤豆、薏米；肝肾不足者可食黑豆、香菇、黑芝麻、枸杞子、狗肉、羊肉、鹿肉、鱼虾、韭菜；气血亏虚者可食红枣、黑枣、葡萄、桂圆肉、桑葚、阿胶。

除了上面的原则外，还应注意食疗前要咨询医生，多与中医大夫沟通，在食疗后的身体反应上也应与医生及时进行沟通。

治疗颈椎病的方法很多，食疗是一种行之有效的方法，并且各种方法通过配合食疗还可达到“食借药威，药助食性”的效果。

下面我们就来介绍一些常用的治疗颈椎病的食疗法。

## 葛根煲猪脊骨

原料：葛根30g，猪脊骨500g。

做法：葛根去皮、切片，猪脊骨切段，同时放锅内加适量清水煲汤。饮汤食肉，常用有效。

功效：可益气养阴，舒筋活络。适用于神经根型颈椎病。

## 天麻炖鱼头

原料：天麻10g，鲜鳙鱼头1个，生姜3片。

做法：天麻、鲜鳙鱼头、生姜放炖盅内，加适量清水，隔水炖熟，调味即可。

功效：可补益肝肾，祛风通络。适用于椎动脉型颈椎病。

## 桑枝煲鸡

原料：老桑枝60g，母鸡1只（约1000g），食盐少许。

做法：母鸡洗净，切块，与老桑枝同时放锅内，加适量清水煲汤，调味，饮汤食鸡肉。

功效：可补肾精，通经络。适用于神经根型颈椎病。

## 生姜粥

原料：粳米50g，生姜5片，连须葱数根，米醋适量。

做法：生姜捣烂与粳米同煮，粥将熟加葱、醋，佐餐服食。

功效：可祛风散寒。适用于因风寒、湿冷引发的颈椎不适。

## 葛根五加粥

原料：葛根、薏米仁、粳米各50g，刺五加15g。

做法：洗净原料，切碎葛根。先煎刺五加取汁，后与余料同放锅中，加适量水。大火煮沸，小火熬成粥。可加冰糖适量。

功效：可祛风除湿止痛。适用于风寒湿痹阻型颈椎病，即颈项强痛者。

## 木瓜陈皮粥

原料：木瓜、陈皮、丝瓜络、川贝母各10g，粳米50g。

做法：将原料洗净，木瓜、陈皮、丝瓜络、粳米先煎，去渣，取汁，加入川贝母（切碎），加冰糖适量即成。

功效：可化痰、除湿、通络。适用于痰湿阻络型颈椎病。

## 姜葱羊肉汤

原料：羊肉100g，大葱30g，生姜15g，大枣5枚，醋30g。

做法：所有原料入锅后再加水适量，炖汤1碗，日食1次。

功效：可益气，散寒，通络。适用于经络痹阻型颈椎病。

## 薏米赤豆汤

原料：薏米、赤豆各50g，山药15g，梨（去皮）200g，冰糖。

做法：将所有原料洗净，加适量水，大火煮沸后小火煮熟，加适量冰糖即可。

功效：可化痰除湿。适用于痰湿阻络型颈椎病。

## 参芪桂圆粥

原料：党参、黄芪、桂圆肉、枸杞子各20g，粳米50g，白糖。

做法：将原料洗净，党参、黄芪切碎先煎取汁，加水适量煮沸，加入桂圆肉、枸杞子及粳米，小火煮成粥，加适量白糖即可。

功效：可补气养血。适用于气血亏虚型颈椎病。

## 参枣粥

原料：人参3g，粳米50g，大枣15g，白糖。

做法：将人参粉碎成细粉，粳米、大枣洗净后入锅，加水适量，大火煮沸，小火熬成粥，再调入人参粉及白糖适量。

功效：可补益气血。适用于气血亏虚型颈椎病。

## 白芍桃仁粥

原料：杭白芍20g，桃仁15g，粳米60g。

做法：先将杭白芍水煎取液500ml，再把桃仁洗净捣烂如泥，加水研汁去渣，后同粳米煮熟。

功效：可活血、养血、通络。适用于气滞血瘀型颈椎病。

## 颈椎病的物理治疗

物理疗法简称理疗，是治疗颈椎病的一种重要方法。理疗是利用各种物理因子作用于人的机体，引起各种反应，以调节、加强或恢复人体生理机能，影响病理过程，抑制病因，进而达到治疗疾病的效果。

颈椎病的物理疗法的种类很多，下面为大家推荐红外线疗法、矿泉浴、海水浴等。

**红外线疗法。**任何物体的温度高于绝对零度（–273℃）时，均可辐射出红外线。红外线疗法也就是热射线疗法，它是利用热射线作用于人体以治疗疾病的方法。适用于肥大性脊柱炎、骨质增生、骨折脱位后功能障碍、术后粘连、疤痕挛缩、肌肉痉挛、软组织损伤、劳损、肌炎、神经炎、纤维组织炎、注射部位硬结、慢性溃疡、伤口不愈等。

它能减低肌肉的张力和神经的兴奋性，从而缓解疼痛；能扩张血管，加快血流，改善血液循环和淋巴回流，加强组织营养，促进细胞再生，加快炎症产物、代谢产物的排泄及水肿的吸收；能减轻粘连，软化疤痕，促进与颈椎病有关的各种运动器官功能的恢复。

利用红外线疗法时应注意保护眼睛，因为长波红外线可以透入角膜，短波红外线可达视网膜，引起白内障和视网膜灼伤。照射过程中，可用渍水的棉球或纱布盖于眼睛上面。另外，还需注意皮肤颜色的变化，以防灼伤。

**矿泉浴。**矿泉浴是指能应用于医疗的矿泉洗浴法，它利用矿泉水的浮力及化学成分达到治疗的效果。

矿泉水中的浮力高于平常淡水若干倍，其所产生的浸浴效果与淡水的大不一样。如在矿化度比较高的氯化物矿泉中浸浴时，运动器官的负担显著减轻，四肢容易活动；肌肉弛缓、神经痛、关节及软组织病变所引起的关节运动障碍者，在矿泉水中练习运动可以减轻其障碍程度，温热矿泉浴还可增加迷走神经的张力，使肌肉张力和能量代谢下降，缓解痉挛和疼痛，有助于关节功能的恢复。

矿泉水的化学成分具有刺激作用，这是因为其所含成分的不同，作用也不尽相同。矿泉浴时矿泉水中的气体放射性、矿化度、胶体性、渗透压等，是通过两种形式对机体产生作用，即离子状态的化学成分进入体内与化学物质附着在体表而产生对皮肤经络穴位的刺激作用，医疗矿泉水离子容易透过皮肤进入机体发挥治疗作用。矿泉浴能调节神经功能，引起皮肤毛细血管扩张、潮红充血，加速血循环，改善心脏及椎—基底动脉对脑的血液供应，缓解神经性疼痛，对于防治颈椎病及肢体关节疼痛有较好的疗效。但极少数患者可引起不良的矿泉浴反应，应加以注意。

利用矿泉浴进行治疗时还可自行点、按、揉、拍打穴位，治疗头、颈、肩、腰、腿痛。肩背臂痛可按摩的主穴有身柱、极泉，配穴有大椎、至阳、百会、灵台、合谷等穴；也可按摩主穴肩中俞穴，配穴有天宗、肩外俞、大椎、手三里、列缺等穴。

矿泉浴时需注意的是：每次宜在饭后30～60分钟进行，因空腹易引起眩晕、恶心或虚脱；每次浴疗时间可根据病情性质、患者身体情况及矿泉的类别而定，应以患者感到舒适为宜，一般5～20分钟，特殊的可达数小时，5～30次为1个疗程；浴时先用矿泉水淋湿全身，使身体适应后再入浴。不会游泳者不能进入深水处。此外，患严重心脏病、出血性疾病、高血压、急性炎症者禁用此疗法。

**海水浴。**海水浴是指人体在海水中浸浴，同时用手按摩全身皮肤或点按穴位。海水浴对机体的作用与矿泉浴相似，但海水浴除具有浮力作用外，还有海浪冲击的机械刺激与化学刺激作用，同时又可接受日光照射和新鲜空气，这是由海水、日光、气温、气压、湿度、气流等对机体的综合作用。海水浴根据年龄、体质、病情，大体上有以下三种方法。

（1）站立浴：①站在水中腋窝部以下浴；②站在水中脐腰部浴；③站在水中膝关节以下浴。均适用于体质较虚弱者。

（2）老年颈椎病患者以在海边浅水处仰卧式或俯卧式海水浴为好，可结合按摩颈肩臂、腰腿部关节和进行适当的功能锻炼，以及点按百会穴、风池穴、印堂穴、肩井穴、身柱穴、大椎穴、天宗穴、曲池穴、内关穴、合谷穴、足三里穴、涌泉穴、落枕穴等，还可对这些穴位进行揉按、拍打。

（3）游泳浴：可按各自习惯选用游泳方式，由慢到快、由快到慢地进行自由泳，一般游3～5分钟后，全身放松，面部朝天，把身体浮在水面上，有规律地起伏运动。可结合手法按摩全身皮肤，先按摩四肢、腰背部、头颈部、胸腹部止于丹田穴。或点按百会穴、涌泉穴、足三里穴、风池穴、合谷穴5～10分钟。适用于身体健康体力较好者。

海水浴时要注意的是：患严重心脏病、出血性疾病、高血压、急性炎症、身体过度虚弱、高龄老年人、脑血管意外、心脏病代偿功能障碍、肺炎、肝硬化、有出血倾向、内脏有实质病变者应慎用此疗法。

**健康小贴士**

物理疗法需要注意以下事项：

（1）严格掌握老年颈椎病理疗的适应证与禁忌证，注意防止因脱衣受凉而感冒。

（2）老年颈椎病患者尽量不采用微波，如需应用，要格外小心，以防意外。

（3）如进行光疗、强波疗时，医生与患者均应戴防护眼镜，电压要稳定。

（4）凡做中波、短波或超短波等治疗，应注意除去患者身上的一切金属物，如假牙、手表等，体内有金属固定物时，更要注意。

（5）在操作中要严格掌握各项理疗方法的理疗时间、剂量强度与反应。

（6）肿痛患者禁用物理疗法。

# 颈椎病的中医疗法

中医用来解释人体生命的一条主线就是“气”。气是生命的本源，疾病的治疗在于调理气机，《黄帝内经·素问·至真要大论》中记载：“调气之方，必别阴阳，定其中外，各守其乡。”颈椎病也可通过调理气机来进行治疗。药物疗法和拔罐疗法是比较常用的中医疗法。

## 药物疗法

中药在治疗颈椎病等骨伤科中占有较重要的地位。

对颈椎病有疗效的常见中药有：胡桃仁、巴戟天、淫羊藿、续断、狗脊、龟板、鳖甲、女贞子、白术、茯苓、何首乌、鸡血藤、延胡索、丹参、地鳖虫、独活、防己、秦艽、木瓜、桑寄生等。下面介绍一些中成药，可在医生的指导下选用。

**◎蠲痹丸**

主要成分：生草乌、广地龙、黑豆、麝香。

功用：舒筋活络，祛风定痛。

用法：每次1丸，每日3次，黄酒送服。

**◎天麻丸（胶囊）**

主要成分：天麻、牛膝、杜仲、当归、羌活、独活、生地。

功用：祛风除湿，舒筋活络，活血止痛。用于肢体拘挛、手足麻木、颈肩腰腿酸痛等。

用法：每次5粒，每日2～3次。孕妇慎服。

**◎骨刺片**

主要成分：党参、白芍、桂枝、延胡索、骨碎补、三七、鸡血藤、威灵仙、牡蛎、昆布。

功用：补精壮髓，强筋健骨，通络止痛。用于颈椎病等各种骨质增生症。

用法：每次5片，日服3次。感冒发热时忌服。

**◎健步壮骨丸**

主要成分：狗骨、木瓜、枸杞子、牛膝、人参、龟板、当归、杜仲、附子、羌活、补骨脂。

功用：祛风散寒，除湿通络。用于四肢疼痛、筋骨痿软、腰酸腿痛、肾寒湿重等。对于脊髓型颈椎病效果较好。

用法：每次1丸，日服2次。

**◎虎骨木瓜丸**

主要成分：当归、人参、青风藤、牛膝、海风藤、狗骨、木瓜、白芷、威灵仙、川芎、制川乌、制草乌。

功用：舒筋活络，散风止痛。用于感受风寒引起的颈、肩、腰、腿痛，手足麻木，腿脚拘挛，筋骨无力，行步艰难。

用法：每次1～2丸，日服2次。忌生冷寒凉，孕妇忌服。

**◎骨仙片**

主要成分：骨碎补、熟地黄、黑豆、女贞子、牛膝、仙茅、菟丝子、防己、枸杞子。

功用：填精益髓，壮腰健肾，强筋壮骨，舒筋活络，养血止痛。用于颈椎病及各种骨质增生症。

用法：每次4～6片，日服3次。感冒发热勿服。

**◎骨刺消痛液**

主要成分：川乌、木瓜、威灵仙、乌梅、牛膝、桂枝。

功用：祛风通络，活血止痛。用于颈椎、腰椎、四肢关节骨质增生引起的酸胀、麻木、疼痛以及活动受限，对类风湿也有效。

用法：每次10～15ml，每日2次，加水稀释后服。

**◎骨折挫伤散**

主要成分：猪下颌骨、黄瓜子、红花、大黄、当归、血竭、没药、乳香、土鳖。

功用：舒筋活络，接骨止痛，消肿散瘀。用于颈椎病急性发作期，肿痛明显者亦有良效。

用法：每次10粒，日服2～3次。孕妇忌服。

**◎养血荣筋丸**

主要成分：当归、何首乌、赤芍、鸡血藤、桑寄生、铁丝威灵仙、伸筋草、党参、白术等。

功用：养血荣筋，活血散风。用于外伤或风湿日久引起的筋骨疼痛，肢体麻木，肌肉萎缩，关节肿胀不利等。

用法：每次1～2丸，日服2次。孕妇忌服。

**◎疏风定痛丸**

主要成分：麻黄、乳香、没药、千年健、钻地风、桂枝、牛膝、木瓜、自然铜、杜仲、防风、羌活、独活、炙马钱子、甘草。

功用：祛风散寒，活血止痛。用于风寒麻木，四肢作痛，腰腿寒痛，足膝无力，跌打损伤，血瘀作痛。

用法：每次1丸，日服2次。孕妇忌服。

**◎六味地黄丸**

主要成分：熟地、淮山药、山萸肉、丹皮、泽泻、茯苓。

功用：滋补肝肾。用于腰痛足酸，虚热咳嗽，头晕耳鸣，憔悴消瘦。

用法：每次1丸，日服2次，温开水送服。

**◎抗骨增生片**

主要成分：熟地、苁蓉、骨碎补、鸡血藤、淫羊藿、莱菔子。

功用：补肝肾，强筋骨，活血利气止痛。用于颈椎病、增生性脊椎炎等骨质增生症。

用法：每次2片，日服2次。孕妇忌服。

**◎跌打丸**

主要成分：当归、土鳖虫、川芎、没药、乳香、自然铜。

功用：活血化瘀，消肿止痛。用于跌打损伤、骨折等瘀血作痛，亦用于颈部急性扭伤、落枕及颈椎病急性发作期。

用法：每次1～2丸，日服2～3次。

**◎骨刺丸**

主要成分：制川乌、制草乌、细辛、白芷、当归、萆薢、红花、秦艽、薏米、制南星、穿山龙、牛膝、甘草。

功用：祛风散寒，除湿，活血止痛。适用于损伤后期及各种骨质增生症。

用法：每次1丸，日服2次。

**◎金匮肾气丸**

主要成分：熟地、淮山、山萸肉、丹皮、茯苓、泽泻、附子、桂枝。

功用：温补肾阳，健筋壮骨。用于脊髓型颈椎病晚期。

用法：每次1丸，日服2~3次。

**◎小活络丹**

主要成分：天南星、川乌、草乌、地龙、乳香、没药。

功用：补肾水，强筋骨。可用于脊髓型颈椎病、神经根型颈椎病，并有抑制骨刺的作用。

用法：每次1丸，日服2次。

## 拔罐疗法

拔罐疗法是以罐为工具，借热力排除罐内空气，使罐中形成负压，吸附在体表皮肤部位，造成局部充血、瘀血以治疗某些疾病的一种疗法。颈椎病的治疗可采用拔火罐与拔药罐两种方法进行。

**◎拔火罐**

取穴：大椎、肩井、大杼、颈椎夹脊（奇穴）。

治法：每次选用3穴，选用针刺或用皮肤针叩打局部，使皮肤发红并有少许渗血点，然后拔火罐，以拔出少量血迹为度。

**◎拔药罐**

取穴：大椎、肩髃、风门、颈椎夹脊（奇穴）。

治法：将竹罐置于煎煮沸的中草药剂锅内，浸泡3分钟后取出并甩净，置于上述穴位7～8分钟后取下。每日1次，10次为1个疗程。

**健康小贴士**

拔罐时要选择适当的体位，拔罐过程中不能移动体位，以免火罐脱落打碎；坐罐时，注意掌握时间的长短，以免起疱；起罐时，以指腹按压罐旁皮肤，待空气进入罐中，即可取下，忌用力硬拔；皮肤有过敏、溃疡及大血管部位不宜拔罐。孕妇腹部、腰骶部须慎用。

## 颈椎病引发高血压，切不可急于吃药

颈椎病引发的高血压，通常是由颈部交感神经兴奋导致毛细血管收缩引起的，这属于继发性高血压的一种，需要结合治疗颈椎病才能把血压稳定下来。是否需要吃药应从病症的具体情况来对待，如果是在感觉疼痛的时候出现血压升高，属于比较常见的情况，这不仅可由颈椎病导致，其他关节疼痛、手术后疼痛等也会引发同样的身体反应，可以不必吃药；如血压升高情况比较严重，也可考虑吃些短效降压药，如卡托普利等，它可以帮助身体在短时间内将血压降下来，防止发生意外。通常情况下，波依定等长效降压药使用较少。建议患者在服用药物前，最好还是征求专业医生的意见。总之，颈椎病高血压最重要的是治疗原发疾病——颈椎病。

一般来说，当你的血压升高了，首先要弄清的是哪类性质的高血压，要先请心血管内科医生诊治。如有必要再请其他相关的科室会诊，其中包括脊柱外科医生，然后再制订治疗方案。

此外，不管是什么原因引起的高血压，在生活中，也都应该坚持低盐、低脂、低胆固醇饮食，适当多运动，减少精神压力，以稳定血压。

**健康小贴士**

颈椎病引起血压升高主要有以下三个方面原因。

（1）颈椎病患者颈椎小关节错位或增生的骨赘可直接压迫并刺激椎动脉、交感神经、颈交感神经节、颈神经根，激惹神经，造成神经兴奋性增高，进而引起血压升高。

（2）颈椎椎管狭窄、椎间盘突出等，造成椎动脉受压或神经反射导致椎动脉痉挛，从而导致血液运行不畅，表现为椎—基底动脉供血不足，反射性地使血管运动中枢兴奋性增高，引起血压升高。

（3）神经体液调节失常。由于颈部肌肉痉挛僵硬，使颈部血管神经等软组织受到牵引或挤压，造成交感神经功能紊乱和血管痉挛，继发性造成神经体液改变，刺激血管运动中枢兴奋性增强，最后导致血压升高。

## 让落枕去无踪

落枕是诱发颈椎病的一个因素，同时，颈椎病也会引起落枕。那么，落枕后该怎么办呢？下面一些方法对你应该有所帮助。

（1）将你的脚抬起来，把大脚趾掰开，按顺时针或逆时针的方向慢慢地按摩旋转，能使颈椎的不适感有所缓解。如果发觉大脚趾肌肉紧绷，那表示你的脖子扭伤了，应及时就诊。左脚对应颈椎的左边，右脚对应颈椎的右边，经常按摩，将直接或间接舒缓颈项的肌力，有助于预防颈椎病。

（2）把擀面杖放在火上烤热，注意火苗不要太旺，擀面杖也要不停地转动。待擀面杖烧热后，让患者低头正坐或者趴在床上，家人用发热的擀面杖在患者颈部轻轻地滚动，直至颈部皮肤发热发红，但不要起疱。这种方法对偶发性落枕和经常性落枕都有好处。

（3）局部热敷。用热毛巾敷患处，一天多敷几次，效果较好。或者拿吹风机用暖风吹脖子，也有助于缓解不适。

（4）按摩、推拿局部痛点，同时配合慢慢活动。

（5）贴伤湿止痛膏，必要时针灸，效果都比较好。

一般来说，如果一个月中偶尔出现一两次落枕，只要改变长时间伏案的工作方式、增加运动即可。如果一个月中出现落枕达到3次以上，甚至频繁发作，患者就要有所警惕了。因为此类患者除了常常出现落枕外，还多伴有精神疲惫、精力不集中、乏力、头晕、记忆力差等气虚的症状，一定要及时就医，寻求正规治疗。

# 治疗颈椎病要慎防七大误区

## 误区一：轻视颈椎病的预防

颈椎病治疗要从预防开始，当颈椎出现细微的症状时，就需要引起注意，多加护理和保养，不然稍加忽视就很有可能造成颈部软组织劳损，最后渐渐发展为颈椎病。

## 误区二：颈肩疼痛乱按摩

神经根水肿引起的神经根型颈椎病在急性发作时，千万不可进行按摩、推拿、牵引，否则会加重神经根水肿，恶化病情。应先通过系统治疗消除神经根水肿，再由专业医生指导进行推拿、按摩、牵引等治疗。

## 误区三：不恰当的反复牵引

颈部牵引是目前治疗颈椎病较有效的方法之一，但是不恰当的反复牵引或牵引重量、时间等掌握不好可导致颈椎附着的韧带松弛，降低颈椎的稳定性。

## 误区四：滥服镇痛药物

颈肩疼痛时，如果自己滥服镇痛药物，往往会掩盖真实病情。原因是镇痛药物的作用只是暂时缓解疼痛症状，但病根没有解除。膨出的颈椎间盘仍然会逐渐压迫脊髓，造成肢体功能障碍，严重者可致瘫痪。

药物都有一定不良反应，乱服药还易引起肝、肾功能损害，刺激胃部，可引起消化道溃疡，甚至出血，还可影响白细胞等。因此消炎止痛、镇痛药物不能长期使用。但对于疼痛症状严重的患者，可在医生指导下使用。有时候减轻患者的痛苦也是很重要的，消炎镇痛药物也会起到一定的治疗效果。

## 误区五：恐惧手术

颈椎病治疗应遵循这样一个原则，即能保守治疗的尽量保守治疗，能不做手术的就不做手术，但是有一点必须强调，该手术时就要及时进行手术，绝不能含糊。其中，脊髓型颈椎病患者病情达到一定程度时必须动手术。

临床上，许多必须接受手术治疗的患者因为害怕，而一味地拒绝，还想只单纯依靠药物、理疗等保守治疗，结果延误治疗，使病情加重。其实，这是非常不可取的想法和做法。延误手术治疗的患者往往会影响手术效果。

## 误区六：乱用仪器消除骨刺

如今，由于颈椎病患者数量的增多，范围的扩大，有关颈椎病仪器治疗的广告也全面出击，如有宣称“能迅速消除骨刺，全面治疗颈椎病”的仪器。这些广告迷乱了很多患者的眼睛和头脑，使他们把治愈颈椎病的希望放在这些仪器上。其实，颈椎病治疗的重点不是除骨刺，而是减轻或消除组织压迫，祛除或明显缓解症状。另外，颈椎间盘老化使韧带松弛、椎体不稳时，邻近关节就会长出骨刺，以减少关节负荷，帮助椎体稳定。80%以上的颈椎病患者都有骨刺。适当的骨刺对脊柱关节具有保护作用，对人体有利无须治疗。只有少数患者骨刺生长过度，压迫周围组织，使症状加重需要治疗。而这种治疗，药物和仪器无法办到，只能靠手术解决。

## 误区七：某些医者的错误判断、错误决策

有的医者对该病缺乏正确的认识，一看X线片，有颈椎增生，椎间隙狭窄或磁共振成像检查发现有椎间盘突出，也不管患者是否有其他相应症状，就轻易地做出颈椎病的诊断，甚至动员患者做手术；有的已经明确诊断是严重的脊髓型颈椎病，还一味给患者做各种非手术治疗，以致患者病情加重，延误了正确的治疗时机。

**健康小贴士**

颈椎病的手术治疗有两类，即微创手术和开刀手术。微创手术无须开刀，利用特殊仪器经皮穿刺到达椎间盘病变部位，完成治疗。具有风险低、无出血、对脊髓和神经影响小，脊柱稳定性受损轻微和患者痛苦小、恢复快、无须长期限制颈部活动等优点，是当前治疗颈椎病非常流行的手术方法。但一定要掌握适应证，不是所有颈椎病都可用微创手术的，否则得不到好的效果。

# 第六章

*Baituo Jingzhuibing*

# 未雨绸缪，颈椎病的日常调养

俗语说：“三分治，七分养”，在疾病的治疗过程中，除了用药、手术等措施外，合理的调养也起到了很大的作用，颈椎病也不例外。比如，起居、家务劳动时注意姿势，做做保健操或者经常疏通经络、按揉穴位等都是缓解颈椎病痛的家庭调养的有效措施。

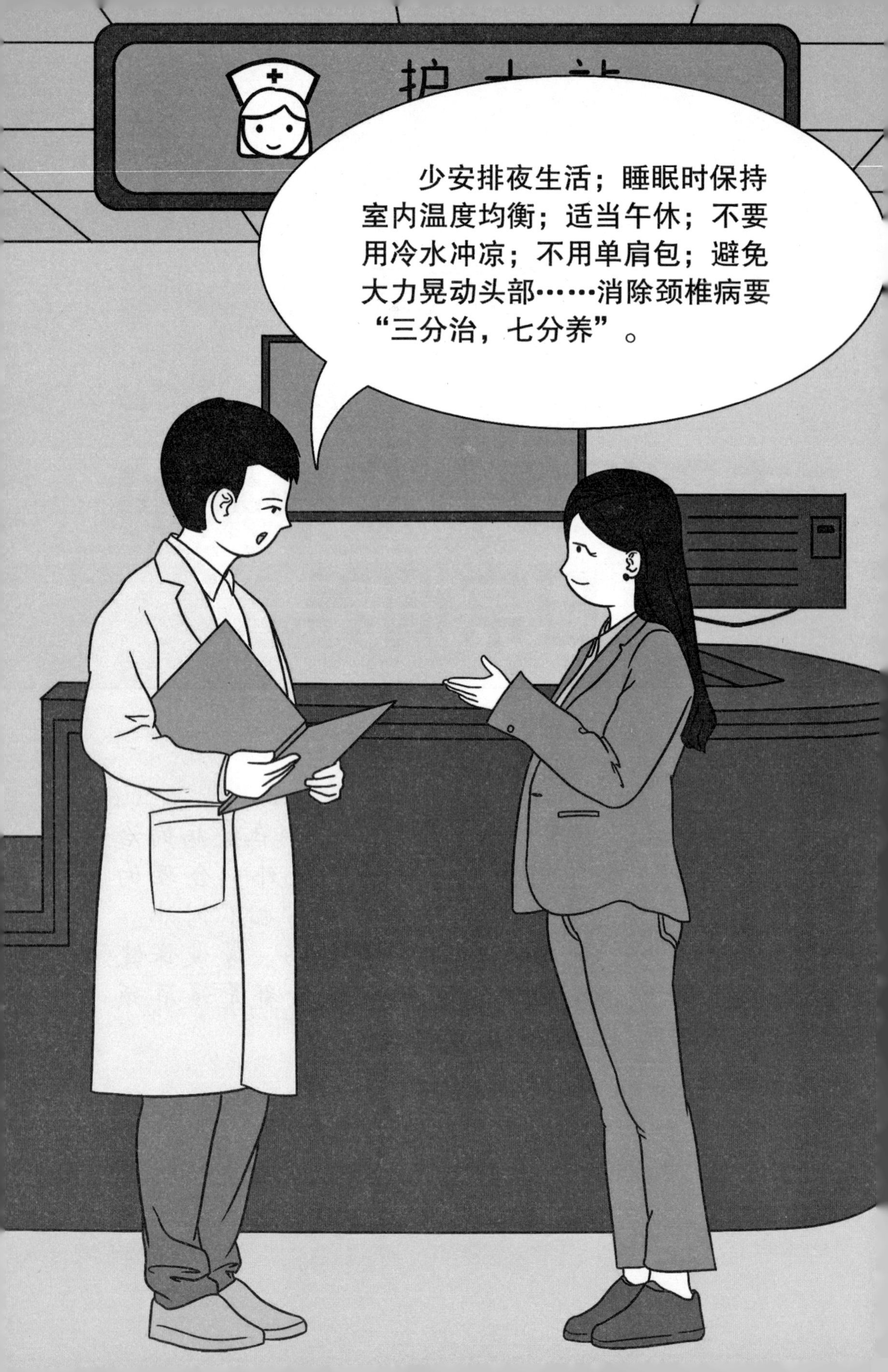
少安排夜生活；睡眠时保持室内温度均衡；适当午休；不要用冷水冲凉；不用单肩包；避免大力晃动头部……消除颈椎病要“三分治，七分养”。

# 颈椎病起居宜忌

在生活中，颈椎病患者有许多需要注意的事项，有该做的，也有不该做的。只有注意了生活起居中的“宜”与“忌”，才能更好地防治颈椎病。下面就来具体讲述颈椎病的起居宜忌。

## 宜做事项

**学会为自己调温。**穿衣服，一方面是为了礼仪，另一方面也是养生之需。无论什么季节，都要给自己的颈椎以舒适的温度。出行时，女性可准备一件披肩，男性可在出门时多穿件衣服，以保护好颈部、背部。

偶然有受寒现象时，给自己煎一碗驱寒汤：材料是红糖2汤匙、生姜7片，材料准备好后只需水煎10分钟，饮用1～2次就可以驱走寒气。

**伏案太久要远视。**颈肩部软组织慢性劳损，是发生颈椎病的病理基础，生活中的不良姿势是形成慢性劳损的主要原因之一。所以，在日常生活中，不管是站立、端坐，还是睡卧，都应该保持良好的姿势，以防止软组织慢性劳损。看书、看电视时，注意定期改变颈部体位。一般在埋头1小时后，应起身活动3～5分钟，以缓解颈部及眼睛的疲劳。如果在家有空余时间，还可抽空运动，进行增强肌力和增强体质的锻炼。

**摩托车驾驶人员更应关心自己的颈椎。**摩托车驾驶人员比一般人更容易发生颈椎病。原因在于，他们戴的头盔形体大而笨重，戴上后增加了头部的重量，加重了颈椎的负担。如果头盔佩戴不得当，就会引起颈部肌群的疲劳，进而导致颈椎骨质增生。

所以，经常骑摩托车的人从一开始就要注意预防颈椎病的发生，养成良好的习惯。首先，戴头盔要规范，戴正头盔，放下面罩，系紧带子，使头盔和整个头部稳固结合，减少晃动。松动的头盔会增加颈部负担，且起不到安全保护的作用。其次，骑摩托的姿势要正确。行驶中头要端正，两肩放松，身体保持平衡并微向前倾，下巴向后收，颈部稍稍挺直，可以有效减少颈椎所承受的压力。

## 禁忌事项

**坐车不要打瞌睡。**颈部扭伤、碰击伤及挥鞭伤，均易发生颈椎及其周围软组织损伤，直接或间接引起颈椎病。生活中，有许多会引起外伤的微小细节容易被人们忽视，如坐车打瞌睡，遇到急刹车，可造成颈椎挥鞭性损伤。一旦发生外伤，应及时治疗，以防止发展成为颈椎病。

**切勿过劳。**任何创伤患者都不应该过劳，颈椎病患者也不例外，尤其是年龄较大、病情较重或者手术后的患者都忌讳过度劳累。大部分人认为家务活琐碎而细微，根本不把家务活当回事。事实上，家务活的劳动强度可能比上班时还要重。

**切勿频繁低头。**屈颈可以增加椎节内压，引起和诱发颈椎病。因此在家庭生活中，包括看电视、吃饭、上网等都应避免过多低头，至少要做到“间断性”低头，即低一会儿头，仰一会儿头，避免对颈椎不利的长时间低头。

**切勿乱做颈部“保健操”。**颈椎病的发生与发展不是因为颈部活动过少，而是用得太多，以致不堪重负而发病。因此千万不要频繁地做增加颈部活动的各种操练，尤其是神经根型颈椎病和脊髓型颈椎病患者更应在医生的指导下做正确的颈部“保健操”。

**切勿让颈椎做极限活动。**颈椎病属于退变性疾病，因此在一般情况下应避免颈椎过多活动。局部的安静和生理性活动是其恢复的基本条件。患者不可让颈部做过多的活动，尽量减少颈部的负荷，但在正常生活状态下的适度活动是允许的。

**纠正日常生活与家务劳动中的不良体位。**这对颈椎病的防治有重要意义，它可以减轻颈部的疲劳程度。例如，日常刷牙、取物、穿鞋、喝水、坐姿、擦窗、打电话以及驾车、阅读等都涉及颈椎乃至整个脊柱，而不良的体位会使颈部劳损，自然也增加了颈椎病的发生率，因此一定要注意体位的正确。

健康小贴士

闲暇之余运动时，也应注意保护颈椎。各种运动项目均有相应的要求，包括剧烈运动开始前的准备动作，均应按照训练教程执行。凡涉及头颈部的运动项目，如美式足球、摔跤、拳击、体操等，均应避免或减少头颈部外伤机会。因为任何超过限度的活动，都可能诱发颈椎病。当然，在一般运动项目中，保持头颈部正常体位也是基本要求之一。

## 颈椎病患者的自我护理

颈椎病是颈椎的一种劳损退变疾患，与长期的屈颈动作有关，严重的可以压迫通向上肢的神经根或通向大脑的椎动脉而引起手臂至手指的酸麻痹痛或眩晕，甚至压迫神经的低级中枢——脊髓，而产生半身无力。我们在专科医师的指导下可以在家中做些自我护理措施来避免颈椎病继续恶化。以下是一些自我护理的方法。

**（1）可在家中进行颈椎牵引治疗。**牵引是治疗颈椎病的一种有效方法，长期有症状的患者可以在家里自行安装一套简易的牵引用具，只需仿效医院缝制一条用以固定头颅、悬吊脖子的颌枕带，加上一个滑车、一条绳子，以及代替砝码的重物便可。但是牵引的角度、重量和时间亦要讲究，最好征询一下理疗科大夫的意见。牵引时，坐位或卧位均可。需注意的是，此方法不适用于脊髓型颈椎病。

**（2）让头沿着床边自然下垂。**躺在床上时，可使头自然下垂到床沿外，利用头颅本身的重量自行治疗，有时也能复位。此法要慎用，特别是年纪大，有高血压者忌用；没有人在身旁也不可擅用此方法。为避免颈肌长时间因支撑头颅而产生疲劳，休息时也可多躺靠背椅，使颈肌放松，这也是避免劳损的方法。

**（3）伸颈锻炼。**每天晨起后可在阳台上做伸颈锻炼，每次15～30分钟，方法是：①尽量将颈伸直，目视前方，头位正中；②抬头挺胸收腹，做深呼吸运动；③两足分开，距离如两肩的宽度，平放着地；

④两手交叉于背部，半握拳，尽量将臂伸直，下压；⑤如感头颈难受，只能稍稍做前后、左右活动，最好不做旋转运动；⑥结束后做小跑步或原地踏步5分钟。

**（4）热敷。**艾叶一把、米醋200g，加水适量，煮沸约10分钟，加白酒100g，搅拌均匀，将毛巾浸透，热敷颈后、肩、背部肌肉，按压有明显酸痛、紧张之处，热敷以热而不烫为宜，一日一次或两次。天凉时可把前一次药水加热后再加酒100g即可，第三次需换药；天热时需一次一换药，热敷一周或至症状消失为止。

**（5）用大脑时以手支撑下颏，对颈椎病患者来说是个好习惯。**用手支撑下颏可以减轻颈肌的负担，避免颈肌过劳。

**（6）头晕者少抬头看天花板。**由于椎动脉受压引起脑缺血而产生眩晕的颈椎病患者，做头后仰动作时会增加压迫，抬头望天花板时会眩晕，因此出现此种情况的患者应注意避免抬头看天花板。

**（7）多做举头动作。**颈椎病高危人群应多花点儿时间让头部处在抬头的姿势，有助于消除长时间低头所造成的颈椎疲劳。因为“举头”的姿势恰好与“低头”的姿势相反，对颈椎可起到舒缓的作用，使紧张的颈椎获得适度的松懈。

**（8）家庭按摩、推拿法。**①用电动按摩器自己按摩颈部及有关穴位；②自我搓揉按摩颈椎、颈肌紧张处；③家人帮助做穴位按摩或旋转按摩，早期很有帮助。

注意：手法要轻柔，让患者充分放松颈部肌肉，切忌过度用力。多次推拿不好的应停止，以免加重病情。

## 规律的生活习惯防治颈椎病

颈椎病是一种有根源性的疾病，它不会无端生成，一些不良的生活习惯就是患病的起因，甚至是引发颈型颈椎病的最大因素之一。如躺在床上看书、看报、看电视等都会诱发颈椎病。

只有养成一个良好的生活习惯，颈椎才不易受到创伤与劳损，椎间盘和其他相应组织也不易发生变性，椎体之间才能维持在稳定状态，不易发生颈椎病。那么，日常生活中，我们该养成怎样的生活习惯呢？

**（1）日长夜短时，尽量少安排夜生活。**从自然规律来说，夏季白天长晚上短，不少年轻人在夏季夜间娱乐生活增多，睡眠时间大大减少，白天疲劳的颈椎在夜间得不到足够的时间进行恢复，日积月累导致很多人出现颈椎疼痛。

**（2）温度高，睡眠时少翻身，以免出现落枕。**夏天睡觉时，人体由于局部温度过高，翻身次数增多，很多人早起时会发现自己都睡到床的另一边去了。频繁的翻身过程中，很容易导致落枕，带来颈椎疼痛，因此夏季睡觉时尽量保持室内温度不要太热。另外，给枕头增加一个草席套也是非常有用的。

**（3）保持平和的心态。**研究表明，多愁善感、脾气暴躁的人易患神经衰弱，神经衰弱会影响骨关节及肌肉休息，长此以往，容易引起颈肩部疼痛。因此，一定要注意保持健康、快乐、平和的心情，让自己远离颈椎疾病。

**（4）午休时，保持良好的睡眠姿势。**午休可以为下午的工作养精蓄锐，但长期午休姿势不正确，容易诱发颈椎病。午间休息时，常会看到一些人趴在桌子上耷拉着脑袋就睡着了，殊不知这样睡觉给颈椎带来的伤害非常大。

午休或在车上睡觉时，一是不提倡向前趴着睡觉，可采取向后仰躺的姿势稍事休息；二是一定要为颈椎找到扶托点，如在颈部后面垫一个卷裹的衣服或戴上U形颈舒枕等。

**（5）不要用冷水冲凉。**夏季白天汗流浃背，回到家，总想痛痛快快洗个冷水澡凉爽一把。但是，在你冲凉舒爽时，颈椎病正悄悄爬上肩。人们常发现冲凉后的第二天身体有点儿异常，比如，头不能动了、手脚开始麻木等。所以，提倡用温水洗澡，即使是在炎热的夏天，温水冲澡也能给人带来精力的恢复和健康。

**（6）不要背单肩背包。**如今，很多人都是背着沉重的背包，并且是长时间背在肩上。沉重的单肩包会压迫颈部肌肉、血管、神经，累及颈椎造成颈椎劳损、骨质增生，进而又影响椎神经、椎动脉，使人产生上肢麻木，颈部及上肢酸痛、头晕、恶心、胸闷不适等症状。并且，背单肩包时为了防止背带的滑落，人会习惯性地抬高一边的肩膀，这样时间一长，肩部的肌肉就很容易收缩、紧绷，这在无形中就会造成肩部肌肉劳损，并诱发颈椎病。因此，应尽量减轻包的重量，减除一些不必要的东西，也可两边肩膀交替背包，或者选择双肩包，这样才能有效预防颈椎病的发生。

**（7）避免大力晃动头部。**有些人有这样一个习惯，喜欢用很大的力气晃动头部，甚至发出“咔咔”响声，并且每次晃动后，都能感到脖颈舒服一阵。事实上，这是一个非常不好的习惯，因为这样容易“拧”松脖子的关节囊，进而使颈椎受伤。

养成规律的生活习惯是治疗各种伤患的基本要求，尤其是在发病早期及康复期，有规律的生活对疾病的停止、治疗、康复及预防复发至关重要。

**健康小贴士**

重症颈椎病患者，在生活能够自理并得到医生许可的前提下，可适当参加家务劳动。这样不仅有助于功能的重建，更能增加生活兴趣与改善自身精神状态和增进家庭成员之间的情感与交流。另外，由于家务劳动是多方面的，在家庭成员的协助下，不妨从最简单的开始，如整理桌子、接听电话、督促孩子学习等。

## 休息是最省钱的治疗方式

无论是哪一种类型的颈椎病患者，也不论是颈椎病的急性发作阶段，还是慢性发作阶段或恢复阶段，休息都是一种极其基础的、重要的治疗措施。这里所指的休息包括绝对卧床休息和非绝对卧床的劳逸结合式的休息。

有句话说得好："睡眠是最好的保姆。"颈椎病急性发作患者，要绝对卧床休息2～3周，待急性期的主要症状得到好转或消失为止，例如项痛、手麻、头晕等症状明显好转或消失时才可起床活动。而对于颈椎病慢性发作阶段和恢复阶段的患者来说，不必强调绝对卧床休息，但必须保证足够的休息，休息形式包括卧床和非卧床两种。而采用哪种形式，则由患者的感觉是否舒服及症状增减来决定，甚至还要看患者的其他具体情况来决定，如心脏、胸腰椎等。这些患者有的可以照常上班，但必须不能劳累，有的则可以适当休息几天。一般来讲，首先要根据患者的症状变化来决定是否休息。

卧床是一种最简单有效的治疗方法。在某种意义上，卧床比吃药、打针更重要、更有效。

## “休息”治疗的原理

医生在治疗颈椎病时常会强调“注意休息”。“休息”对治疗颈椎病之所以如此重要，是因为颈椎病绝大多数是由于太疲劳而导致的（除了急性暴力外伤致病者）。从医学原理方面来讲，将休息作为治疗的机理可从以下四个方面来认识。

（1）卧床休息可消除颈椎间盘因机体重力为主所受到的纵向压迫，是消除颈椎间盘劳损的一个直接措施，是比药物治疗更有效的治疗方法，而不仅是为了休息。

（2）休息可以放松机体神经的过分紧张，使神经系统对致病因素的反应得到最好的调节。

（3）休息可以调节机体的免疫功能。据现代研究表明，提高免疫功能可有效阻击致病的细菌、病毒以及其他因素，从而提高抗病能力。

（4）休息（特别是卧床休息）可以放松颈项、肩部和全身的肌肉，有利于解除肌肉的痉挛，从而减轻或消除因肌肉痉挛而造成的对颈椎间盘、神经根、血管以及肌肉本身的持续性压迫，进一步消除组织的水肿和炎症。

## 休息莫过度

“凡事过则害”，任何事情只有掌握一个恰当的度，才能产生最好的效果。医学上，服药、动手术都需把握一个度，颈椎病患者的休息问题也同样有度的把握，那么颈椎病患者如何把握休息的度呢？

前面说过，绝大多数颈椎病是劳累导致的，所以只要注意休息即可使症状减轻。但是，这并非指所有颈椎病患者必须长期卧床休息。临床实践证明，过度的休息，特别是卧床休息，对患者害多利少，甚至百弊无利，因为长期卧床休息会造成患者思想上精神萎靡、不求进取、多疑多虑、性格闭锁、丧失斗志。在身体上，则会导致患者发生肌肉萎缩，肌肉、韧带、关节囊粘连，关节僵硬，等等，造成不易恢复的慢性疼痛、功能障碍，导致骨质疏松的发生及其他血管功能的减退。所以，颈椎病的间歇期和慢性期，除症状较重的脊髓型颈椎病患者外，其他患者应根据各自的具体情况，适当参加工作和进行运动，不宜过度休息。

**健康小贴士**

颈椎病患者在卧床休息时，还可配合应用热疗、颈椎牵引和药物治疗，在卧床的情况下，四肢亦可以做一些力所能及的锻炼，这样可避免由于卧床而引起的并发症。

# 颈椎保健的注意事项

颈椎病的保健方式很多，但是不管采取哪种保健方式都应了解其注意事项，以免过犹不及。下面是一些有关运动、保健操、饮食、自我牵引这几种保健方式的注意事项。

## 运动保健的注意事项

“饭后百步走，活到九十九”，跑步与散步对每一个健康人来说都非常重要，但不能一概而论，一般来说，中青年人宜快跑，中老年人宜慢跑，老年人及体弱多病者只宜散步。同时，跑步也有注意要点。

（1）跑步前先散步，甩臂，10分钟后才可起跑，且应先慢而后逐渐加快。

（2）必须严格控制运动量，切忌盲目，因人而异，如果感到心悸、头昏、乏力则应立即减量，但不要骤停，应缓慢地停下来。

（3）跑步速度不宜过快，跑步时间不宜过长，跑步距离不宜过远，以身体耐受力为度，可自测脉搏、呼吸，心率不超过100次/分，呼吸不宜超过25次/分，总距离不宜超过5000米。

（4）有冠心病、高血压、心律失常病史者，不宜跑步，运动量宜小。

（5）跑步中若发生心律失常、心绞痛的患者，应立即停止，并服用适当药品。有此类病史者，应备急救盒，并学会使用方法。

（6）失眠、低血糖者，晨起时可先少量进食（如牛奶、豆浆等），再行跑步。

（7）有心肌梗死、脑血管意外病史者，最好晨起散步，呼吸新鲜空气，避免跑跳。

（8）跑步后应继续散散步，不要立即停顿下来。

（9）散步时应注意避免受凉，注意配合深呼吸、上下肢活动和全身的伸展运动。同时，散步也应保持一定速度和距离。

## 保健操的注意事项

在做颈部保健操之前，要先做一些舒缓的全身运动，做时一定要注意锻炼的幅度和强度。做颈部保健操的要点是慢，前后左右的锻炼次数要对等。若做操完毕，头及周身均感觉比较舒适，就意味着锻炼方式和强度比较合适，并达到了锻炼的目的；若在锻炼过程中某种姿势引起即时的头或颈部不适，可能是刺激了颈部血管或神经，就应该避免这种姿势或把这种姿势的程度减轻或分解做完。颈部保健操做得成功与否，应根据个人的感觉而定。此外，还可以通过抖抖肩、左右手交叉抓捏两肩和双手搓热顺耳后向下按摩脖子等更缓和的方法进行锻炼。

## 饮食保健的注意事项

饮食疗法是有一定讲究的，并非进食便可达到治疗的效果。以下是颈椎病的饮食注意事项。

（1）合理搭配。饮食要合理搭配，不可单一偏食。食物一般分两大类：一类是主食，主要提供热能，如米、面等；另一类食物可以调节生理机能，称为副食，如豆类、水果和蔬菜等。主食中所含的营养是不同的，粗细要同时吃，不可单一偏食。粗细、干稀、主副搭配的全面营养可满足人体需要，促进患者的康复和维持人体的正常需要。

（2）对症进食。由于颈椎病是椎体增生、骨质退化疏松等引起的，颈椎病患者应以富含钙、蛋白质、B族维生素、维生素C和维生素E的饮食为主。其中钙是骨的主要成分，以牛奶、黄豆、鱼、猪尾骨、黑豆等的含量为多；蛋白质也是形成韧带、骨骼、肌肉所不可或缺的营养素，以奶类、肉类、蛋类、豆类的含量为多；B族维生素、维生素E则可缓解疼痛与疲劳，以动物肝脏、豆类、奶类、蔬菜等的含量为多。另外，如颈椎病属湿热阻滞经络者，应多吃些葛根、苦瓜、丝瓜等清热解肌通络的果蔬；如属寒湿阻滞经络者，应多吃些狗肉、羊肉等温经散寒类食物；如属血虚气滞者，应多进食公鸡、鲤鱼、黑豆等食物。总之，对症进食，就能有利于颈椎病患者的康复。

在对颈椎进行保健时，可对应地按照上述的注意事项进行颈椎保养，这样就不会进入保健误区。

## 自我牵引保健的注意事项

自我牵引切记不可随意，有一定的适应证，一定要有医生的指导，了解注意事宜后方可进行。下面是自我牵引应注意的要点。

（1）牵引带应柔软、透气性好，枕颌连接带、悬吊带要调整为左、右等长，使枕、颌及左、右颌侧四处受力均等。

（2）牵引重物高度以距地面20～60cm为宜，即患者站立后重物可落在地上；悬吊的绳索要在患者手能抓到的范围。

（3）挂于牵引钩的牵引带两端间距为头颅横径的2倍，以免两侧耳朵及颞部受压，影响头部血液回流。

（4）牵引绳要够长（约2.5m），要结实；牵引架的固定要可靠。

（5）在症状缓解或消失较快时，不应过早终止牵引，以减少复发。具体的牵引重量和时间可根据患者的具体情况和牵引效果而定，一般以牵引时无头晕、疼痛，牵引后症状减轻、无疲乏无力感觉为宜。

（6）自我牵引时要特别注意牵引角度。某些患者则应根据病情选择牵引角度，例如，颈椎间盘突出、椎体后缘骨刺形成的患者，不宜采用前屈位；早期症状较轻的患者，以颈椎自然仰伸位牵引较好；椎管狭窄及黄韧带肥厚的患者，则应避免后伸位牵引。

此外，牵引早期，即3～7日内可能会出现一些不适症状，如少数人有头昏脑涨或颈背部疲劳感等症状，这时可暂不中断牵引治疗，再坚持几日，或改用小重量及较短牵引时间，以后再逐渐增加牵引重量或延长牵引时间。若不适反应仍然存在，应请医生提出进一步治疗的意见。若牵引后症状反而加重，不能耐受牵引治疗，可能是牵引加重了对神经和血管的刺激或压迫。遇到这种情况，应终止牵引。

**健康小贴士**

在自我牵引过程中，操作不当也会引起不适反应，如下颌疼痛、颈部肌痛、腰痛等。下颌疼痛往往是由于牵引带过紧、压力过大引起的，可用海绵或薄毛巾垫在下颌部来解决；颈部疼痛是颈部肌肉本身因颈椎病而痉挛或牵拉所致，在牵引前用热敷等物理疗法可缓解；腰痛多是由于坐的姿势有问题，可通过调节座凳高低、屈曲膝关节、脚置于小凳上来缓解。

# 颈椎病调养常用按压穴位

人体有数百个穴位，一个人如果经络不畅，则易生百病。经常按摩人体穴位经络，将对身体起到调和气血、舒筋通络、解痉止痛的保健作用。颈椎病患者同样可通过按摩穴位的方法来缓解颈椎疼痛，甚至治疗颈椎病。

颈椎病治疗的常用穴位及按摩手法如下。

**（1）治疗颈椎病的常用穴位。**百会穴、太阳穴、风池穴、肩井穴、大椎穴、内（外）关穴、合谷穴。

**（2）按摩方法**

下面的这些经络穴位按摩手法，可在工作、学习的间隙见缝插针使用，以缓解颈椎疼痛。

**按摩百会穴：**用中指或食指按于头顶最高处正中的百会穴，用力由轻到重地按揉20～30次。

**功效：**健脑宁神，益气固脱。

**对按头部：**双手拇指分别放在额部两侧的太阳穴处，其余四指分开，放在头部两侧，双手同时用力做对按揉动20～30次。

**功效：**清脑明目，振奋精神。

**按揉风池穴：**用两手拇指分别按在同侧风池穴（颈后两侧凹陷处），其余手指附在头的两侧，由轻到重地按揉20～30次。

**功效：**疏风散寒，开窍镇痛。

**拿捏颈肌**：将左（右）手上举置于颈后，拇指放置于同侧颈外侧，其余四指放在颈肌对侧，双手用力对合，将颈肌向上提起后放松，沿风池穴向下拿捏至大椎穴20～30次。

**功效**：解痉止痛，调和气血。

**按压肩井穴**：以左（右）手中指指腹按于对侧肩井穴（在大椎与肩峰连线中点，肩部筋肉处），然后由轻到重地按揉10～20次，两侧交替进行。

**功效**：通经活络，散寒定痛。

**按摩大椎穴**：用左（右）手四指并拢放于上背部，用力反复按摩大椎穴（位于后颈部颈椎中最大椎体下方的空隙处）各20～30次，至局部发热为佳，两侧交替进行。

**功效**：疏风散寒，活血通络。

**对按内、外关穴**：用左（右）手拇指指尖放在右（左）手内关穴（掌横纹以上2寸，两肌腱之间），中指放在对侧的外关穴（内关穴对面），同时对合用力按揉0.5～1分钟，双手交替进行。

**功效**：宁心通络，宽胸行气。

**掐揉合谷穴**：将左（右）手拇指指尖放在另一手的合谷穴（虎口处），拇指用力掐揉10～20次，双手交替进行。

**功效**：疏风解表，开窍醒神。

**梳摩头顶**：双手五指微曲分别放在头顶两侧，稍加压力从前发际沿头顶至脑后做“梳头”状动作20～30次。

介绍完了颈椎病调养的常按穴位，下面将为不同颈椎病患者提供不同的穴位按摩方法。

**（1）基本操作法。**此方法适用于颈型颈椎病，同时可作为其他各类型颈椎病患者的参考方法。患者坐在座位上，医生站立在患者身后，首先以轻柔的滚法施于健侧斜方肌的中、上部位，逐步过渡到患侧斜方肌，同样以中、上部位为主，做1～2分钟，这属于适应性治疗阶段；其次以指揉法施于风池、肩井、阿是（身体压痛点处即阿是穴）诸穴，每穴约1分钟，并适当配合颈部屈伸，左右侧屈和左右旋转的被动运动；再次继续以上面的方法于患侧施用滚法，仍以斜方肌、冈上肌部位为主，并配合颈部六个方向的被动运动，约5分钟；最后在痛点做按压、弹拨法，拿肩井穴，按揉列缺、曲池穴，搓肩背部结束治疗。

**（2）神经根型颈椎病按摩法。**基本操作完成后，再进行下一步操作。第一，加定点按压旋颈法，即一手以拇指指腹固定按压在颈椎棘旁压痛点；另一手屈肘以肘窝夹住患者下颌做轻轻上提再缓缓旋动颈椎1～2次。第二，加颈部端提牵伸法，医生以双手紧挟患者双侧下颌做缓慢向上的端提牵伸动作3～5次。第三，根据脊神经所分布的患肢区域，做上肢推拿治疗。

**（3）脊髓型颈椎病按摩法。**基本操作完成后，加背部（俯卧位）膀胱经的滚法和督脉经的按压法，做5～8分钟；继而沿膀胱经从臀、股后、小腿后至脚跟用滚法；辅以按压环跳，指揉委中穴、拿承山穴、拿跟腱，做3～5分钟；接着患者取仰卧位，医生施滚法于股前，经小腿前外侧至足背滚3～5分钟，并辅以下肢屈伸的被动运动和按揉足三里、解溪诸穴；最后再取坐位，做双上肢的推拿治疗，以手部为重点，做3～5分钟。

**（4）椎动脉型颈椎病按摩法。**在基本操作完成后，首先加强颈项部两侧的指揉法，做3～5分钟；随后加头部推拿法（前额分法、抹法、按法、五指拿法、扫散法等做3～5分钟）。

**（5）交感神经型颈椎病按摩法。**在基本操作完成后，加头部推拿法和按揉百会穴，再加指揉膻中、内关、三阴交，做3～5分钟。

健康小贴士

**自我保健法**

（1）指揉颈椎旁肌：四指并拢，以指腹在颈段椎旁肌自上而下，上下往返，双手交替做3～5分钟。

（2）指揉曲池、列缺诸穴。

（3）颈部运动：颈部主动而又缓慢地做屈伸，左右旋转，左右侧屈及顺（逆）时针方向的转动。

# 你了解家庭式“牵引器”吗

牵引对颈椎的治疗是有一定帮助的，但医院的牵引设备有限，患者又相对较多，经常要排队等候，若无其他特殊治疗，势必会影响工作，浪费许多宝贵的时间，因此颈椎病患者可尝试家庭式“牵引器”。这种在家进行的颈椎牵引是安全可靠、简单易行的。但需强调的是，必须征得专科医师的许可及掌握正确的方法。

## 家庭牵引器的使用

家庭牵引器的制作可用两条小方毛巾缝一个前后两片的牵引头套或使用枕颌布带，用吊带把牵引头套或枕颌布带悬挂在牵引架上，注意在牵引头套或者枕颌牵引带内最好垫上一层柔软的毛巾，以免刺激颌面部皮肤。牵引架可以用木制衣架或其他铁架改制而成，牵引架的上端用结实的尼龙绳连接沙袋或砖块等重物，并使尼龙绳通过一个固定在高处的滑轮。悬挂一块普通的砖块，重量约2.5kg，当然也可以根据不同的牵引要求，选用不同的重量。安装就绪后，就可以进行坐位牵引了。首先从小重量开始，每天半小时，以后再逐渐地增加，直到每天牵引1小时，重量增加到6kg左右为止，连续10天为1个疗程，每个疗程后休息2～3天，再重复1个疗程。

（1）**坐位牵引**。把牵引头套的前后两片分别套在下颌和枕部，使牵引力沿着颈椎椎轴方向牵拉。坐的椅子应稍向后一些，使牵引架上的绳子与垂直线成10°～30°的角。

**（2）卧位牵引。**在床头设牵引架，于卧位情况下做持续牵引，牵引的方向和重量大致与上述的相同。患者卧床持续牵引时，应当把床头用砖头或其他物品垫高10～15cm，运用患者自身的体重做反向对抗牵引。否则，患者的身体可能会被重物逐渐牵向床头的方向。

另外，如果先进行颈部的热敷或洗个热水澡，使肌肉、韧带放松下来，再做颈椎牵引，疗效会更好。做颈部热敷时，可用热水袋、加热的石蜡、白炽灯泡等，它们都是很好的红外线发射器，当然，用小型红外线辐射灯做热敷是最理想的。

在家中进行颈椎牵引如果操作到位，收到的效果与在医院中获取的效果是一样的，还节省了大量的时间和精力，且更加舒适。

## 家庭牵引的弊端

在家中牵引也有一些弊端，这些弊端主要是由牵引方法不当而引起的。牵引方法不当会导致治疗效果不明显，甚至会加剧颈椎病的症状。牵引不当主要指牵引重量过大，短时间内大重量的牵引治疗，对于脊髓型颈椎病，以及伴有发育性颈椎椎管狭窄、后纵韧带骨化的患者是不适宜的。因为这有可能导致脊髓损伤并使脊髓型颈椎病患者的症状明显加重而且难以恢复。

因此，在家里进行颈椎牵引时也应遵循医嘱，必须在咨询医师后，明确自己确实可以进行家庭牵引后方可开展，并要在医师指导下选择具体的牵引方法，确定牵引姿势、重量、时间等具体内容。

## 家庭牵引的注意要点

进行家庭颈椎牵引时不能盲目。盲目牵引，会使颈部的肌肉韧带等长期处于非生理状态，造成慢性损害。不恰当的反复牵引还可导致颈椎附着的韧带松弛，加快退行性改变，降低颈椎的稳定性，所以在治疗过程中应注意颈椎生理弯曲的恢复和保持，及时制止不恰当的反复牵引。以下是家庭牵引需注意的要点。

（1）选择适合自己的牵引装置。

（2）牵引时间有一定限制。颈椎牵引时间以20～25分钟为宜，牵引重量较大时牵引时间需略短些，反之则可稍长些。针对颈椎间盘突出的牵引时间宜在10～15分钟。

（3）颈椎牵引力量的大小应根据患者的病情及体质而定，较小的牵引力量不能有效地拉伸肌肉或拉开椎间孔、椎体间隙而影响治疗效果，而过大的牵引力量则可导致机体保护性反应，加重肌肉痉挛，甚至使症状加重，出现相反的效果。

**健康小贴士**

由于家庭式“牵引器”的制作并不简单，所以市场上出售的便携式颈椎牵引器也是一个不错的选择。这种便携式颈椎牵引器便于携带，以颈围的形式，加以充气，也能起到一定的牵引效果，使用起来非常方便，便于在家中使用，只是必须注意其适应证。

# 防止颈椎病恶化的家庭调养法

颈椎病是一个劳损积累的过程，在积累的过程中会伴有肩、颈、头、背的疼痛或者麻木感。如果你出现了这样的情况，可千万别忽视了它，更不要强忍着疼痛过日子。因为你对它的忽视和纵容，会恶化颈椎病病情。防止颈椎病恶化的方法很多，其中家庭调养法是一种简单、舒适的方法。下面是几种在家中常用的防止颈椎病恶化的调养法。

## 注意心理调节

提高防病意识，增强治疗信心，掌握康复的方法。同时注意调节心理情绪，保持心理健康。

## 家庭物理疗法

颈椎病的家庭物理疗法简单易行，它有利于改善血液循环、缓解肌肉痉挛、消除肿胀和减轻症状，有助于巩固和加强正规治疗的效果，降低颈椎病患者愈后的复发率。

在家庭物理疗法中，最易进行的是温热敷和红外线等理疗。热毛巾、热水袋、热水澡等都是进行温热敷的便利条件。加热的石蜡、白炽灯等则是很好的红外线发射器。康乐热敷袋、场效应治疗仪、小型红外线辐射仪、频谱家用保健治疗仪等，也常用于家庭物理疗法中。

需注意的是，对家庭型物理因子治疗器的使用要慎重，最好是在专科医生的指导、示范下进行。红外照射应与皮肤之间保持一定距离；局部温度不宜过高，一般保持在50～60℃为宜；热敷和热疗的时间控制在15～20分钟，每日1次，以防止皮肤烫伤。

## 适当的锻炼

做头颈功能锻炼，坚持颈部的活动锻炼，患者可以两手做捏橡皮球或毛巾的训练，以及手指的各种动作。

闲暇时，可放放风筝，能保持颈椎、脊柱的肌张力，有利于增强骨质代谢，既不损伤椎体，又可预防椎骨和韧带的退化。

## 按摩上、下肢肌肉

经常用50%的红花酒精按摩骨突部，按摩上、下肢肌肉，主动加强各关节活动。

## 避免受凉

避免受凉及不适当的颈部活动，睡觉时不宜用高枕，应用低枕枕于颈部，而枕头两侧应略高，以便颈部在侧卧时仍保持正直的位置。

## 避免长时间低头劳作

在平素工作中可做适当的颈部活动，避免长时间低头劳作，也可预防颈椎病。

## 注意饮食调养

宜进食滋养筋脉、充益气血的食物，不宜进食过分油腻及煎炸类食品。宜服食偏温性的蔬菜、水果，如韭菜、香菜、胡萝卜、山药、桃子、葡萄、橘子、杏仁核、桃仁等。

## “鳳”字点头治疗法

闭上眼睛（老年人应注意预防眩晕），身体不动，用头在空中书写繁体“鳳”字，做7～8遍。这里利用了“鳳”字笔画复杂，可带动颈椎各部位都得到活动。

## 鹤吸水治疗法

身体不动，下颌抬起，抖动前伸，同样做7～8遍，自感有颈椎关节松动响声。

## 橡胶锤治颈椎病

每晚看电视或躺在床上，用橡胶锤锤打患处30分钟，可缓解颈椎疼痛。

在家中调养颈椎，既轻松惬意，又防止了颈椎病的恶化，可谓一举两得。

## 这些颈椎病切忌随意按摩

推拿按摩可缓解颈部的肌肉痉挛，改善血液循环，加强颈部肌肉的力量，增加颈椎的稳定性，达到解除症状的目的。但是，对脊髓型和食管型两类颈椎病来说，推拿按摩不能达到治疗的目的，相反，如果手法过重，还可能加重病症。

特别是脊髓型颈椎病患者，其发病原因是各种原因引起颈椎管的管径狭小，压迫脊髓，使其在椎管内的缓冲间隙缩小。如果按摩推拿手法不当，会使脊髓受到短暂的剧烈撞击，严重的会造成患者即刻瘫痪，这种情况临床上也时有出现，有的甚至会造成患者高位截瘫。

对食管型颈椎病患者，推拿按摩也不能减轻食管的压迫。

脊髓型颈椎病和食管型颈椎病患者以手术治疗效果为好。在此也提醒大家一定要注意，如果患有颈椎病，一定要先确定所患颈椎病的类型，再决定是否进行按摩推拿治疗，以防造成更加严重的后果。

另外，对于其他那些适用按摩推拿的颈椎病类型，按摩的手法也是不同的。没有器质性病变的患者可以做一些简单、局部的肌肉松弛式按摩。而对于那些颈椎骨质增生、骨质疏松或颈椎间盘病变和退变的患者来说，由于他们的颈椎结构已经受到了损害，则不主张做推拿按摩。特别是旋转脖子可能会造成颈椎附件的骨折、髓核组织的脱出以及神经受压迫等。

如果患者的颈椎不适感相对比较严重，可以采取一些保守的治疗方法。

◇制动，也就是让脖子减少活动，通过这种手段来减少颈椎负荷，此法在颈椎病的急性发作期间是非常有效的。

◇卧床休息，但时间不宜过长。过长容易发生肌肉萎缩、组织粘连、关节粘连等变化，会延缓颈椎病的康复。

◇戴颈部支具，可以使颈部运动得到控制，增加颈椎的稳定，以免在其他活动过程中无意间损伤颈部。

◇颈椎牵引，这种方式主要适用于神经根型颈椎病，其他类型慎用。

◇采用低枕睡眠，颈椎部位的下面不要空着，可以连肩背部一起垫实。

**健康小贴士**

要想预防颈椎病，人们应该养成定期进行体育锻炼的习惯，如游泳、活动脖子等。在工作与学习中还要端正坐姿，尤其是长期伏案工作的人，最好每小时都站起来活动几分钟，头向后仰，向后收肩，让背部和颈部的肌肉收缩。再有就是经常在起床后活动一下颈椎，做做前屈、后屈和旋转等动作。另外，睡觉时枕头最好不要太高，因为经常落枕也容易导致颈椎病。

# 多种保健方式护颈椎

颈椎病的家庭调养方式多种多样，如闲暇时光做做瑜伽，或抽空到自然中去疗养，等等，每一种方式都能取得特定的疗效。

## 疗养

疗养是一种让人调养生息的好方法，它利用自然界有医疗保健作用的物理、化学因子，可达到缓解症状、改善颈椎功能的目的。通常而言，生活能够自理，没有严重的运动功能障碍，也没有其他严重脏器疾病的颈椎病患者，在条件允许的情况下，可以安排一段时间的疗养。

疗养地点也有多种选择，可选择国内低纬度山地或矿泉疗养地，如辽宁汤岗子、江西庐山、杭州莫干山、昆明滇池等疗养地。也可在疗养院进行疗养，院中除了具有常规的直流电离子导入疗法、间动电流疗法、中药电烫疗法、感应电流疗法等物理疗法以及颈椎牵引、保健操、太极拳等医疗体育疗法外，各个疗养院还会开展有本疗养地自然特点的疗法，如氡泉浸浴、泥疗等。另外，疗养地宜人的气候、清静的环境、秀丽的景色、优雅的格调和清新的空气等，都有利于调节大脑皮质活动与心理状态，从而达到消除疲劳、增强体质、提高工作效能的作用，有利于颈椎病患者更好地康复。

## 氡泉浸浴

进行氡泉浸浴，一般需要在有条件的疗养院进行，如辽宁汤岗子、陕西华清池、广东从化等处。因为温泉中含氡量较高，并有一定的弱放射性，所以进行氡泉浸浴时，除能使机体接受矿泉水温度、压力、浮力和化学成分等各种理化因素刺激外，弱放射性作用也能对机体产生一系列积极生理效应。患者进行氡泉浸浴的水温通常在20℃左右。如果是神经根型以痛为主的患者，水温可略微高些；以麻木、肌肉萎缩为主的患者，应酌情降低温度；椎动脉型患者也宜用低温；脊髓型下肢不灵活的患者，温度可高些。另外，患者可全身浸浴，每日进行1次，每次半小时。

除了氡泉浸浴外，患者还可以接受漩涡浴、波浪浴、浴中加压喷注、水中运动和水下按摩等治疗。漩涡浴和波浪浴是利用机械或人工方法使浴池中的水不断地发生规则或不规则波动，以增强对人体的机械刺激，有利于上、下肢活动受限的颈椎病患者的治疗；浴中加压喷注则是在浸浴同时用水枪从水下向患部喷射经过加压的热矿泉水，以产生轻度压迫感和轻快感；水中运动是指各种有利于颈椎功能恢复的活动；水下按摩是在浴室时由按摩师根据病情对患者施行一定的按摩手法。

## 广播体操

广播体操对各年龄组来说都是适宜的，只需根据不同年龄来选择不同的广播体操。家庭中可选择健心操、颈椎操、保健功、强心健肺呼吸操等。

**注意事项：**

（1）做广播体操的环境应优雅、安静、清新，如公园、阳台、树林中均可。

（2）最好在医师指导下进行。

## 瑜伽

**（1）颈部体位法**

做法：坐在椅子上，上体正直，双手自然放在大腿上。头部分别向前、后、左、右方向尽量伸展，做2次；放松颈部，头部顺、逆时针转动1周，做3次；颈部直立，慢慢转向左侧，均匀呼气的同时将下巴放到肩膀上，保持5次均匀呼吸，慢慢还原，换右侧再做1遍，左、右侧各做2次。

功效：伸展头、颈、肩，可治疗颈椎病、肩周炎。

**（2）三角式**

做法：直立，双脚分开与两肩同宽。吸气，两臂打开，与地面平行。呼气，腰部向左侧弯曲，左手放在椅子坐面上（左手也可放在左脚上），双臂成一条直线。头扭转看右手，正常呼吸5～10次后，慢慢还原。换另一侧重复，双侧各做2次。

功效：对脊柱和背部来说，这是一个极佳的功法。它能滋养脊柱和背部神经，强壮背部，消除背部疼痛，扩张胸部，增加肺活量，减少腰部的脂肪。三角式也是伸展全身肌肉的体位法，全身肌肉会因此而得到补养。

**（3）三角扭转式**

做法：在三角式基础上，慢慢转身，右手放在左侧椅子坐面上（或左脚上）。扭转头部，双眼看左手，此时尽力使双手、双肩和背部在一个平面上。正常呼吸5～10次后，慢慢还原。换另一侧重复，双侧各做2次。

功效：滋养脊柱和背部神经，强壮背部，消除背部疼痛，扩张胸部，增加肺活量，它还可增加腰部旋转的灵活性。

**（4）单腿背部伸展式**

做法：坐在椅子上，上身正直。左腿弯曲，左脚放到右大腿根部，脚心朝上，成半莲花坐姿（也可将左脚放在右大腿根部的椅子坐面上），右小腿与地面垂直。吸气，双手向上伸展。呼气，低头，双手向前伸展。尽量将双手手心放在地上，吸气，抬头。呼气，头部放松低下，上身放在右大腿上，保持5～10次均匀呼吸，还原。换另一侧重复，双侧各做3次。

功效：这个功法使腹腔脏器得到按摩，可改善消化系统功能，调理肠胃，同时使背部得到锻炼和加强。

**健康小贴士**

颈椎病患者的疗养应以矿泉疗养地为宜。这是由于矿泉水对骨、关节疼痛有良好疗效，对调节自主神经功能也有特殊作用。

# 家庭调养，要注意五大误区

家庭调养颈椎病有许多便利之处，但是由于缺少医务人员的指导和看护，以及颈椎病专业知识的匮乏，患者在家中治疗难免会出现问题。下面就总结一下颈椎病家庭调养的五大误区，或许对你有所帮助。

## 误区一：骨刺是祸害

许多颈椎病患者得了骨刺后异常紧张，认为骨刺是颈椎的巨大祸害，因此常会采取不正确的治疗方法，如害怕病情加重而不敢活动，或过度活动，以及购买各种治疗仪器，力图磨掉骨刺。其实，骨刺并没有人们想象中的那么严重，颈椎间盘老化、椎体不稳时，邻近关节长出骨刺可减少关节负荷，帮助椎体稳定。

骨刺不是颈椎病的专属，60岁以上的老年人多有骨刺存在，但只要它不压迫刺激神经、血管，可以不去管它，而我们治疗颈椎病也不是主要为了治骨刺。

## 误区二：颈椎不适多“按摩”

颈椎不适，很多人喜欢去做“保健按摩”“盲人按摩”。按摩、牵引是骨科治疗的手段，但不能滥用，一定要在专科医生的指导下谨慎进行，否则使用不当会造成严重后果。

在某健康网站20世纪90年代收集的病例中，因颈部按摩不当导致瘫痪的就有22个，导致症状加重的病例更多。

如今，“按摩”已成为他人的一种谋生手段，不但价格非常高，而且对用什么样的手法、多大的力气，患者的适应证是什么、禁忌证是什么，什么情况下可以按摩、什么情况下不能按摩，都没有一个统一的规范，一个师傅一个办法，问题非常大，并不适合大多数患者随便使用。

## 误区三：悲观失望

颈椎病虽然难治，但并非无药可治。有些颈椎病患者认为颈椎病是不治之症，背上“死不了，活不好”“轻了是懒汉，重了是瘫痪”等思想包袱，产生悲观情绪，进而对疾病的治疗失去了信心，不能积极地配合治疗，结果只会耽误治疗而错过最佳、有效的治疗时期，导致疾病进一步恶化、发展，加深残疾的程度。

## 误区四：无所谓的心态

与悲观者截然相反，有些人认为颈椎、腰腿疼痛不影响吃也不影响穿，不是什么大病，疼痛厉害了，吃些止疼片即可，只要止住疼痛就算了，这种想法也要不得。颈椎病是一种渐进性、反复性疾病，患上颈椎病后，如果不及时治疗会使病情发生迁延，最后使颈椎病进一步恶化、发展，最终导致残疾。

## 误区五：过度依赖激素

激素治疗是有严格适应证的，一般只有不足5%的颈椎病患者需要激素治疗。但在实际治疗中大部分患者曾经用过激素治疗。患者用药后，当时疼痛、僵硬稍轻些，活动稍有改善，病情看似有一些缓解，而实际上，激素服用后有诸多毒副作用，如出现“满月脸”“水牛背”等发胖现象，降低免疫功能。如果长期应用激素，机体还会产生赖药性和抗药性，一旦停药，症状就会重新出现并加重，甚至有生命危险，因此不要滥用激素。

在家中治疗颈椎病，还需注意的一个问题就是适当节食。节食的目的除了健美外，更为重要的是减轻体重而有利于对脊柱疾患的康复。

《黄帝内经》指出：饮食应有节制，不能一见所喜，啖饮无度。美味佳肴固然于身体有益，但不一定就等于无害。有益的东西，食用过量反而足以害人。另外，不要饮食偏嗜。人体的阴阳是平衡的，饮食过寒、过热都会使阴阳失调而致脏腑受伤。如久食生冷、寒凉会伤脾胃之阳气，导致寒湿内生，从而进一步加重颈椎病的症状。